SCHOKOLADE MACHT SCHLAU UND ANDERE MEDIZINMYTHEN

INHALT

9 Einleitung
15 Beeinflusst Musik unseren Geschmackssinn?
17 Macht eine Woche ohne Facebook glücklicher?
20 Schädigen Kopfbälle das Gehirn?
23 Schützen drei bis vier Tassen Tee am Tag vor Demenz?
26 Ist glutenfreie Ernährung ungesund?
29 Schadet eine Kniearthroskopie mehr, als sie hilft?
32 Beseitigt Sport die negativen Auswirkungen von Alkohol?
36 Ist es gesund, jeden Tag kalt zu duschen?
40 Iss morgens wie ein Kaiser, mittags wie ein König und abends wie ein Bettler?
43 Helfen Granatäpfel gegen das Altern?
46 Wirken bestimmte Substanzen im Rotwein dem Altern entgegen?
48 Braucht man bei Geburten im Wasser keine Betäubung?
51 Haben Frauen, die gut schlafen, besseren Sex?
54 Helfen Fitness-Armbänder beim Abnehmen?
56 Helfen E-Zigaretten dabei, das Rauchen aufzuhören?
59 Hilft Hühnerbrühe gegen Erkältungen?
62 Hilft es der Beziehung, als Paar gemeinsam ein Glas zu trinken?
65 Sollten wir öfter kurz vom Schreibtisch aufstehen?
68 Wie viele Eier pro Woche sind gesund?
71 Fördert Bewegung auch die geistige Fitness?
74 Hält ein Hund Senioren fit und gesund?

76 Verhindern Mundmasken das Eindringen von Feinstaub?
79 Reicht es, sich nur am Wochenende zu bewegen?
82 Ist Bewegung das beste Mittel gegen einen Rückfall nach Brustkrebs?
85 Ist ein Glas Bier oder Wein pro Tag schon ungesund?
88 Wie gefährlich ist es, Antidepressiva plötzlich abzusetzen?
90 Ist Honig gesünder als Zucker?
94 Machen Nudeln doch nicht dick?
97 Ist Rosmarin gut fürs Gedächtnis?
100 Bringt der Einsatz von Zahnseide einen Nutzen?
104 Ist abgepackter Salat ungesünder als lose Ware?
107 Gesund abnehmen mit einer fettreichen Diät?
111 Kann man mit Sudoku sein Gedächtnis trainieren?
114 Können Medienberichte der Gesundheit schaden?
117 Macht Stress dick?
120 Verlängern ein paar Nüsse am Tag das Leben?
123 Führt Schlafmangel zu Übergewicht?
126 Leben Großeltern, die ihre Enkel betreuen, länger?
129 Machen Getränke mit Kohlensäure dick?
132 Entwickeln sich Kinder mit Haustieren gesünder?
135 Helfen probiotische Joghurts bei Demenz?
138 Leiden Pfadfinder seltener unter Depressionen?
141 Sollten vier Monate alte Babys alleine schlafen?
144 Erhöht Bildschirmaktivität Diabetesrisiken bei Kindern?
147 Erhöht Stress bei Schwangeren das ADHS-Risiko?
150 Erhöhen Antibiotika das Darmkrebsrisiko?
153 Erhöht das Wohnen an der Straße das Demenzrisiko?

156 Schaden Handys der Spermaqualität?
159 Schützt das Radfahren vor schweren Erkrankungen?
161 Verringern regelmäßige Saunabesuche das Demenzrisiko?
164 Können Mobiltelefone Hirntumore verursachen?
166 Verursacht eine Pille gegen Haarausfall Impotenz?
169 Verursacht Rauchen verheerenden genetischen Schaden in der Lunge?
172 Verursachen Erfrischungsgetränke Diabetes?
175 Hilft ein gesunder Lebensstil Demenz vorzubeugen?
177 Ist die Kombination Alkohol und Energydrinks riskant?
179 Welchen Effekt hat Ernährung auf die Gesundheit?
182 Was sind die besten Mittel bei Erkältung?
184 Macht zu wenig Schlaf hässlich?
187 Macht Gin dünn?
189 Macht Schokolade schlau?
192 Werden Hypochonder schneller krank?
195 Fördert Übergewicht elf Krebsarten?
197 Sind Gesundheits-Apps ein Gewinn für die Medizin?
199 Ist Händewaschen mit kaltem Wasser effektiv?
202 Stört Bildschirmaktivität den Schlaf von Kindern?
205 Schaden Amalgamfüllungen der Gesundheit?
207 Haben fitte Frauen ein geringeres Demenzrisiko?
210 Macht eine lange Schul- und Studienzeit kurzsichtig?
213 Machen Antidepressiva dick?
217 Nachwort
220 Glossar

EINLEITUNG

Kann ein umgedrehter Metalllöffel verhindern, dass der Inhalt einer Sektflasche schal wird? Nein, denn bei vergleichenden Studien findet sich kein Unterschied bei der Anzahl der Kohlensäureperlen in geöffneten Sektflaschen, die mit einem Löffel versehen wurden, und bei denen, in denen keiner steckte. Um zu wissen, ob eine Behauptung richtig oder falsch ist, muss sie untersucht werden – am besten in einer vergleichenden Analyse. Das Wiegen und Messen halb voller Sektflaschen hat ergeben, dass ein Löffel im Flaschenhals keine Auswirkung auf den perlenden Effekt des Inhalts hat. Messen ist Wissen: Was für den Metalllöffel-Mythos gilt, trifft auch auf viele Behauptungen und medizinische Behandlungsweisen zu. Zur Überprüfung einer Behauptung bieten vergleichende Studien die beste Basis. Diese Studien müssen von guter wissenschaftlicher Qualität sein: objektiv, kontrolliert, und die untersuchten Effekte sollten am besten mit einer Kontrollgruppe verglichen werden.

Solche wissenschaftlichen Studien bilden die Grundlage für die sogenannte evidenzbasierte Medizin, kurz EbM. Damit ist eine Heilkunde gemeint, die sich auf wissenschaftliche Belege stützt.

Die Ergebnisse wissenschaftlicher Studien finden auch ihren Weg zu den zunehmend kritischen Patienten und Bürgern, die leider immer wieder von sensationsheischenden Medienberichten auf die falsche Fährte gelockt werden. Befunde aus Studien werden dort allzu häufig übertrieben dargestellt – sowohl von den Berichterstattern als auch von den Forschern. Journalisten stehen unter Zeitdruck, Forscher unter Veröffentlichungsdruck. Die Wissenschaftler stellen aus diesem Grund ihre neusten Erkenntnisse gern ins Rampenlicht und spannen manchmal sogar eine Public-Relations-Agentur vor ihren Karren, um die breite Masse zu erreichen. So kommt es, dass eine Studie über „die Auswirkungen von Alkohol auf das Suchverhalten von Mäusen in einem Labyrinth", die garantiert keine Presseaufmerksamkeit erzielen würde, von einer Public-Relations-Agentur beschrieben wird als Studie, die zeigt, dass „Champagner gut für das Gedächtnis" ist. Oder man liest, dass ein Ei täglich das Wachstum von Kindern anregt, obwohl dies nur bei Kindern in Entwicklungsländern getestet wurde, bei denen ein Wachstumsrückstand durch Unterernährung festgestellt worden war.

So bekommen medizinische Studien regelmäßig einen kleinen Dreh, der Aufmerksamkeit wecken soll, und landen später als undifferenzierte Nachrichten in den Medien. Harmlos ist das nicht. Ungenaue oder falsche Gesundheitsinformationen können weitreichende Folgen haben wie Geldverschwendung, unnötige Ängste und überflüssige Behandlungen.

Glauben Sie beispielsweise, dass Wundermittel zur Fettverbrennung Ihrem Bauch oder Ihrem Doppelkinn zu Leibe rücken, geben Sie vielleicht unnötig Geld aus. Sind Sie der Meinung, Sie müssten eine Detox-Kur machen, um Giftstoffe aus Ihrem Körper zu befördern, haben sie sich zu 100 Prozent hereinlegen lassen, denn solche Kuren sind blanker Unsinn. Vielleicht haben Sie gelesen, dass Deodorants Brustkrebs verursachen, Milch schädlich für die Gesundheit ist oder in Flugzeugen allerlei Giftstoffe durch die Luft schwirren, dann macht Ihnen das unnötig Angst. Angenommen, Sie glauben als frischgebackene Eltern, eine Impfung gegen Masern verursache Autismus, und lassen deswegen Ihr Kind aus den besten Absichten heraus nicht impfen – dann gehen Sie das Risiko ein, dass es später vielleicht einen Hirnschaden aufgrund einer Maserninfektion erleidet. Besonders Kleinkinder sind in Deutschland aus Forschersicht noch immer unzureichend gegen Masern geimpft, die Masernfälle haben sich verdreifacht. Bundesweit erkrankten 2015 nach Angaben des Robert-Koch-Instituts (RKI) knapp 2500 Menschen an Masern.

Was ist wahr und was nicht? Wer kann noch unbesorgt ein Glas Wein trinken, von einem zweiten gar nicht zu reden? Bei der Vielzahl an Informationen zu Gesundheitsthemen ist es heute nicht einfach, die Spreu vom Weizen zu trennen. Kürzlich fragte ein wirklich kluger Kollege, ob es noch in Ordnung sei, Milch zu trinken, er habe irgendwo gelesen, Milch sei ungesund. Seine Eltern haben sich diese Frage wahrscheinlich nie gestellt. Doch heute scheint vieles, das früher als sicher galt, ungewiss.

Institutionen wie die Stiftung Warentest in Deutschland und das Zentrum für Evidenzbasierte Medizin (CEBAM) in Belgien helfen, die Nachrichten zum Thema Gesundheit zu verstehen. Denn die Flut an Informationen erzeugt viel Verwirrung, was dazu führt, dass eine

Menge Unsicherheit zu dem Punkt, was überhaupt gesund ist, herrscht. Nachzulesen sind die von Experten geprüften Informationen unter anderem auf den Internetseiten der Institutionen.

Das Internet ist heute zur wichtigsten Quelle für Gesundheitsinformationen geworden: Viele Menschen ziehen Doktor Google zurate und informieren sich online über Krankheiten und Medikamente. Studien zeigen, dass über die Hälfte der Gesundheitsinformationen im Internet falsch, übertrieben, kommerziell gefärbt oder überholt sind. Früher war der Hausarzt die am häufigsten zurate gezogene Quelle für Fragen zur Gesundheit, heute googeln wir. Das scheint einfacher, preiswerter und vor allem weniger zeitraubend zu sein. In der Realität hat die Internetrecherche auf eigene Faust jedoch eine Menge Nachteile gegenüber einem Gespräch mit einem Arzt oder Apotheker. Eigentlich bräuchten Patienten eine Gebrauchsanleitung für zielgerichtetes und kritisches Googeln nach Krankheitssymptomen.

In diesem Buch finden Sie eine Auswahl der interessantesten Artikel der Website der CEBAM. Die Artikel nehmen Bezug auf Meldungen, die es in die Nachrichten schafften und die Experten für Sie analysieren und kritisch unter die Lupe nehmen, damit Sie genau wissen, wie Sie diese Nachrichten interpretieren müssen. Beim Lesen erfahren Sie nicht nur Spannendes und Wissenswertes, sondern auch, wie Sie generell kritisch mit Gesundheitsberichten in den Medien umgehen.

WER ODER WAS SIND STIFTUNG WARENTEST UND CEBAM?

Die Stiftung Warentest wurde 1964 auf Beschluss des Deutschen Bundestages gegründet. Sie führt mit wissenschaftlichen Methoden vergleichende Tests von Waren und Dienstleistungen durch. In einigen Bereichen, etwa bei Impfungen und Medikamenten, kommen auch Methoden der evidenzbasierten Medizin zum Einsatz.

Das belgische Zentrum für Evidenzbasierte Medizin (Centrum voor Evidence-Based Medicine, CEBAM), das die in diesem Buch zusammengestellten Studien analysiert und bewertet hat, ist ein medizinisch-wissenschaftliches Institut, das über seine Internetseite Ärzten und Pflegekräften hilft und sie dazu ermutigt, in ihrer täglichen Praxis evidenzbasiert zu arbeiten.

CEBAM ist zudem der belgische Zweig der internationalen Cochrane Collaboration, eines riesigen Netzwerks von Wissenschaftlern in der ganzen Welt, das sich zum Ziel gesetzt hat, Medizin auf der Basis aussagekräftiger wissenschaftlicher Belege weiterzuentwickeln. Der aktuelle Direktor Patrik Vankrunkelsven ist Koautor dieses Buchs.

Sowohl CEBAM als auch die Stiftung Warentest greifen Medienberichte auf, tragen Studien und Fakten zusammen und relativieren mit ihren Untersuchungen übertriebene Hoffnungen ebenso wie überzogene Ängste.

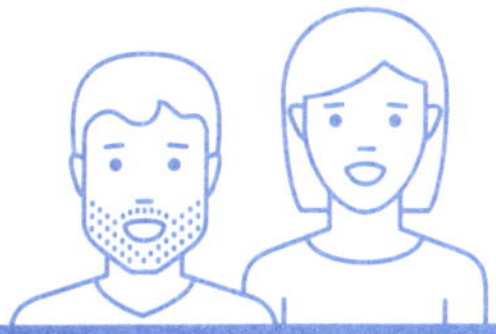

+++ Ob uns etwas schmeckt oder nicht, wird von einer Menge Faktoren bestimmt. Nicht nur Geschmack, auch Duft, Mundgefühl, Temperatur und Aussehen beeinflussen uns. Eine neue Studie behauptet, auch die Musik spiele eine Rolle dabei, wie uns etwas schmeckt. +++

BEEINFLUSST MUSIK UNSEREN GESCHMACKSSINN?

Forscher aus den Niederlanden, Belgien und Großbritannien haben überprüft, welchen Einfluss Musik auf die Beurteilung des Biergeschmacks hat. Dazu wurden 340 Freiwillige einem Geschmackstest unterzogen. Die Teilnehmer probierten zweimal dasselbe Bier, hörten dabei aber unterschiedliche Musik. Eine weitere Gruppe beurteilte den Biergeschmack, ohne Musik zu hören.

Die Teilnehmer wussten nicht, dass sie zweimal dasselbe Bier testeten. Sie sollten auf einer Punkteskala angeben, ob es ihrer Ansicht nach süß, bitter oder sauer schmeckte und ob es ihrer Ansicht nach viel oder wenig Alkohol enthielt. Die Geschmackstests fanden in einer möglichst neutralen Umgebung statt.

Hörten die Teilnehmer bei der Bierprobe Musik mit hohen Tönen (fröhliche Musik, die ihnen gefiel), schmeckte ihnen das Bier süßer, als wenn sie Musik mit schrägen Tönen oder vielen Bässen hörten. Basslastige Musik führte dazu, dass sie den Alkoholprozentsatz höher schätzten und das Bier bitterer fanden.

UM DIESE STUDIE GEHT'S sonicseasoningbeer.tumblr.com.

In einem Experiment mit Schokoladeneis kam man zur gleichen Schlussfolgerung: Das Eis schmeckte süßer, wenn angenehme Musik gehört wurde.

Die Wissenschaftler erklären dies mit der Interaktion zwischen positiven Gefühlen, die beim Hören von fröhlicher, angenehmer Musik entstehen, und der Geschmackswahrnehmung im Gehirn. Wollte man diese Behauptung belegen, müsste man während solcher Experimente jedoch das Gehirn analysieren.

In welchem Maße die Ergebnisse brauchbar sind, bleibt fraglich. Es gibt viele Faktoren, die die Geschmackswahrnehmung beeinflussen, sodass nicht klar ist, welchen Einfluss Musik dabei haben kann. Restaurantbesitzern klingt es vielleicht wie Musik in den Ohren, das Geschmackserlebnis bei einem Essen so zu steigern. Statt Crème brûlée mit Erdbeeren stünde dann vielleicht Crème brûlée mit fröhlicher Musikbegleitung auf der Karte.

DAS IST DIE EIGENTLICHE NACHRICHT:

+++ Geschmackswahrnehmung ist komplex und wird von vielen Faktoren bestimmt. Möglicherweise auch durch Musik. +++

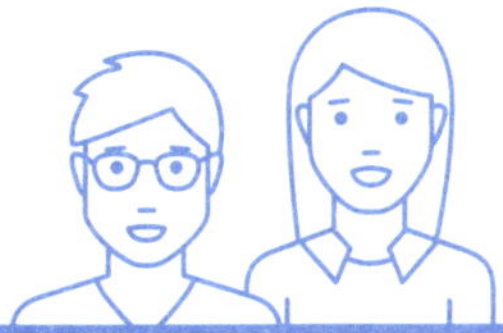

+++ Ein dänisches Experiment zeigt, dass Facebook unser Wohlbefinden negativ beeinflusst. Die gute Nachricht ist, dass sich sehr schnell – innerhalb von einer Woche – die Lebensqualität verbessert, wenn man Facebook nicht mehr nutzt. +++

MACHT EINE WOCHE OHNE FACEBOOK GLÜCKLICHER?

Über das soziale Netzwerk Facebook fanden Forscher der Universität Kopenhagen 1905 Dänen, die an einem Experiment teilnahmen. Die Versuchspersonen, vor allem Frauen (86 Prozent), waren im Durchschnitt 34 Jahre alt und hatten jeweils rund 350 Facebook-Freunde. Im Schnitt verbrachten sie pro Tag eine Stunde auf Facebook. Die Teilnehmer der Studie wurden in zwei Gruppen eingeteilt: Die erste Gruppe wurde gebeten, eine Woche lang bei Facebook nicht aktiv zu sein, während die zweite Gruppe zur Kontrolle einfach weiterhin wie gewohnt Facebook besuchte. Zu Beginn und am Ende füllten die Teilnehmer Fragebögen zu ihrem Wohlbefinden, der allgemeinen Zufriedenheit und ihren Emotionen aus. Außerdem wurden sie detailliert zu ihrer Facebook-Nutzung befragt – unter anderem dazu, ob sie neidisch wurden, wenn sie Fotos glücklicher Freunde sahen, ob sie selbst aktiv Fotos einstellten oder ob sie vor allem die Chroniken von Freunden anschauten. Das Experiment zeigt, dass Menschen, die Facebook eine Woche lang nicht aufrufen, allgemein zufriedener sind und sich emotional besser fühlen. Das gilt vor allem für diejenigen, die das Netzwerk intensiv nutzen, selbst jedoch eher passiv sind, die wenig posten und eher neidisch auf die Fotos und Geschichten von Freunden reagieren. Die Forscher kamen zu dem Schluss, dass intensive Nutzer gut daran tun, hin und wieder eine Facebook-Pause einzulegen.

Bei dieser Studie handelt es sich um eine gut durchgeführte Untersuchung. Die Ergebnisse bestätigen, was frühere Studien auch schon ahnen ließen: Der nicht abreißende Strom auf Facebook mit Fotos von Erfolgen und zur Schau gestelltem privatem Glück kann eine negative Wirkung auf Nutzer haben. Das gilt erst recht, wenn solche Fotos Neid wecken und Nutzer sich andauernd durch die Bilder ihrer vermeintlich glücklichen Facebook-Freunde scrollen und selbst wenig aktiv sind, ihr Leben auf Facebook zu teilen.

UM DIESE STUDIE GEHT'S
Tromholt M., The Facebook Experiment: Quitting Facebook Leads to Higher Levels of Well-Being. Cyberpsychology, Behavior, and Social Networking. Online veröffentlicht am 1. November 2016.

Die Studie unterliegt jedoch auch einigen Einschränkungen. Das Experiment dauerte nur eine Woche. Die Teilnehmer waren überwiegend junge Frauen. Alle wussten, was untersucht werden sollte. Das kann Erwartungen geweckt und das Ausfüllen der Fragebögen beeinflusst haben. Übrigens wurde nicht kontrolliert, ob die „behandelte Gruppe" effektiv eine Woche lang nicht auf Facebook war. Außerdem werden Zufriedenheit und Emotionen nicht ausschließlich von Facebook beeinflusst.

Die Forscher betonen, dass Facebook nicht „schlecht" ist und auch Vorteile bietet. Dazu gehören die Möglichkeiten, Kontakt mit Freunden und Familie zu halten, zu chatten, Nachrichten zu teilen oder sich zu verabreden. Facebook-Kontakte können echte „Face to Face"-Kontakte jedoch nicht ersetzen. Es ist wichtig, sich klarzumachen, dass Facebook-Nutzer hauptsächlich erfreuliche Dinge posten, während sie Kummer und mögliche Rückschläge nicht öffentlich sichtbar machen.

DAS IST DIE EIGENTLICHE NACHRICHT:

+++ Die Studie zeigt, dass Menschen, die viel Zeit auf Facebook verbringen und manchmal beim Anblick der Bilder ihrer vermeintlich glücklicheren Freunde neidisch werden, gut daran tun, hin und wieder eine Pause einzulegen. Das soziale Netzwerk eine Woche lang nicht zu besuchen erhöht ihre Zufriedenheit und vermindert negative Emotionen. +++

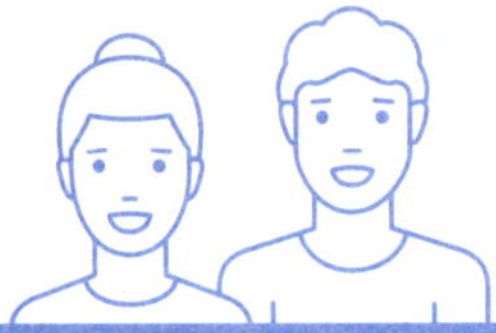

+++ Kopfbälle beim Fußball schädigen das Gehirn. Neue Studien zeigen, dass sie das Gedächtnis vorübergehend stark beeinträchtigen. In der Fußballwelt beurteilte man die Tests, auf denen die Studie beruht, als ziemlich extrem. +++

SCHÄDIGEN KOPFBÄLLE DAS GEHIRN?

Für ein Experiment ließen schottische Wissenschaftler 19 Amateurfußballer Bälle mit dem Kopf zurückspielen. Die jungen Männer – im Durchschnitt 22 Jahre alt – sollten die Bälle innerhalb von 10 Minuten 20 Mal annehmen. Bei den Bällen handelte es sich um Standard-Fußbälle, die aus einer Entfernung von 6 Metern geschossen wurden und eine Geschwindigkeit von 39 Stundenkilometern erreichten. Unmittelbar danach sowie 24 und 48 Stunden später und nach zwei Wochen wurden die Fußballer Tests unterzogen. Diese sollten ihre Muskelreaktionen überprüfen, aber auch ihr Gedächtnis, ihre Konzentration und ihr Lernvermögen. Mit dem Experiment wollten die Wissenschaftler herausfinden, ob 20 Kopfbälle dem Gehirn Schäden zufügen.

Von Schäden im Sinne einer Gehirnerschütterung konnte man nicht sprechen, allerdings war die Reaktionsgeschwindigkeit der Muskeln ein wenig verlangsamt: Beinstrecken auf Kommando unmittelbar nach dem Kopfball erfolgte mit einer Verzögerung von 123 Millisekunden, während es vor dem Kopfball-Beschuss nur 117 Millisekunden waren. Gleich im Anschluss an die Kopfbälle erzielten die Fußballer im Schnitt auch etwas weniger Punkte bei Gedächtnistests und Lernaufträgen (mit einer um 67 Prozent höheren Fehlerwahrscheinlichkeit).

UM DIESE STUDIE GEHT'S
Di Virgilio T.G., Hunter A., Wilson L., u.a., Evidence for Acute Electrophysiological and Cognitive Changes Following Routine Soccer Heading. EBioMedicine. Online veröffentlicht am 22. Oktober 2016.

Nach 24 Stunden waren keine Unterschiede in Bezug auf die Reaktionsgeschwindigkeit der Muskeln und das Abschneiden bei Gedächtnistests und Lernaufträgen mehr feststellbar.

Die Ergebnisse der Studie sind eher beruhigend: 20 Kopfbälle hatten einen zwar messbaren, aber eher kleinen funktionellen und vorübergehenden Effekt auf das Gehirn. Von einem bleibenden Schaden kann keine Rede sein, auch Anzeichen einer Gehirnerschütterung (Schwindel, Kopfschmerzen, Übelkeit und Erbrechen) traten nicht auf. Andererseits war die Studie auf lediglich 19 Personen beschränkt. Deshalb ist es nicht möglich, allgemeingültige Schlussfolgerungen aus ihr abzuleiten.

Zu dem Experiment gab es Kritik aus der Fußballwelt. In Wirklichkeit gäbe es nie oder sehr selten 20 Kopfbälle hintereinander, hieß es. Den schottischen

Forschern zufolge handelt es sich bei dem Dauerbeschuss in Sachen Kopfbälle um eine durchaus übliche Praxis im Fußballtraining.

DAS IST DIE EIGENTLICHE NACHRICHT:

+++ Das Annehmen von 20 Kopfbällen in 10 Minuten führte bei einer kleinen Gruppe junger Amateurfußballer zu einer leichten vorübergehenden Verschlechterung der Ergebnisse von Gedächtnistests und der Muskelreaktionsgeschwindigkeit. Nach 24 Stunden ließ sich dieser Effekt nicht mehr feststellen. Es gab auch keine Anzeichen für eine Gehirnerschütterung. Die Studie ist zu begrenzt, um allgemeine Schlussfolgerungen ziehen zu können. Von Schäden oder einem massiv verschlechterten Gedächtnis nach Kopfbällen kann keine Rede sein. +++

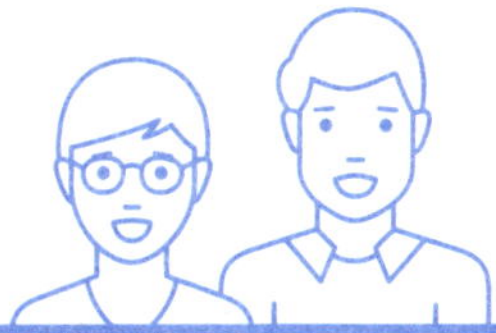

+++ Teatime! Wer täglich Tee trinkt, schützt sein Gehirn vor kognitivem Verfall, wie eine Studie aus Singapur zeigt. +++

SCHÜTZEN DREI BIS VIER TASSEN TEE AM TAG VOR DEMENZ?

Chinesen glauben seit Langem, dass Tee gut für das Gehirn ist. Wissenschaftler der National University of Singapore wollten diese These untersuchen. Sie verwendeten die Daten einer Langzeitstudie, die Singapurer ab ihrem 55. Lebensjahr begleitet. Gesammelt wurden die Daten der Teilnehmer im Zeitraum von 2003 bis 2005. Ihre kognitiven Funktionen (Gedächtnis, Konzentrationsvermögen und anderes) wurden zwischen 2006 und 2010 erneut getestet.

Für die neue Teilstudie wurden die Daten von 957 Teilnehmern ausgewählt, die zu Beginn dieser Studie über normale kognitive Funktionen verfügten. 72 von ihnen zeigten am Ende der Folgeperiode Anzeichen von Demenz. Die Forscher befragten die Teilnehmer zu ihrem Teekonsum: welchen Tee sie tranken, wie oft und wie viel. Von den befragten Teilnehmern tranken 69 Prozent regelmäßig Tee. Anschließend untersuchten die Wissenschaftler, in welcher Beziehung der Teekonsum zum kognitiven Verfall stand. Sie stellten fest, dass 39 Personen (das entspricht 5,9 Prozent) unter den Teetrinkern und 33 unter den Nicht-Teetrinkern (was 11,1 Prozent entspricht) Demenz entwickelt hatten. Teetrinker hatten also ein nur halb so hohes Risiko, an Demenz zu erkranken, jedoch nur, wenn sie drei bis vier Tassen Tee am Tag tranken. Weniger oder mehr Tee zu trinken hatte nämlich keine Auswirkung auf das Demenzrisiko. Es gab noch eine weitere Einschränkung: Der günstige Einfluss von Tee auf das Gehirn traf nur auf weibliche Teilnehmer zu und bei ihnen nur auf diejenigen, die Träger eines Gens waren, das die Entwicklung von Demenz fördert. Die Forscher schlossen daraus, dass Tee hilft, einer Verschlechterung von Gehirnfunktionen im späteren Leben entgegenzuwirken.

Die Analyse stützt sich auf sehr wenige Studienteilnehmer, lediglich 72 Versuchspersonen zeigten Anzeichen von Demenz. Merkwürdig ist zudem, dass der günstige Effekt nur bei 3 bis 4 Tassen Tee täglich auftreten soll, bei 5 oder mehr jedoch nicht. Die Forscher hatten zwar verschiedene Beeinflussungsfaktoren berücksichtigt, aber wahrscheinlich spielen noch andere →Parameter eine Rolle. Dass sich der Effekt lediglich bei Frauen und denjenigen zeigen soll, die sowieso ein genetisch höheres Risiko haben, an Demenz zu erkranken, wirft erst recht Fragen auf.

UM DIESE STUDIE GEHT'S
Feng L., Chong M.S., Lim W.S., u. a., Tea consumption reduces the incidence of neurocognitive disorders: Findings from the Singapore longitudinal aging study. The Journal of Nutrition, Health and Aging. Online veröffentlicht am 15. Januar 2016.

Diese Studie lässt daher auch keine Aussage zum Zusammenhang von Teekonsum und der Entwicklung einer Demenzerkrankung zu. Wer sein Demenzrisiko senken will, sollte sich lieber auf ausgewogene Ernährung, ausreichend Bewegung und ein gesundes Körpergewicht konzentrieren.

DAS IST DIE EIGENTLICHE NACHRICHT:

+++ Die Ergebnisse dieser Studie lassen keinesfalls den Rückschluss zu, dass Teetrinken das Demenzrisiko senken kann. +++

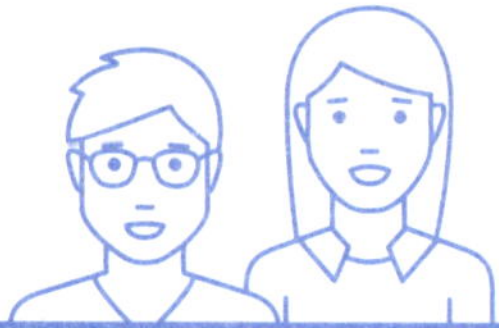

+++ Wer Gluten im Essen meidet, ohne dass es dafür einen Grund wie etwa eine Allergie gibt, gefährdet möglicherweise seine Gesundheit. Keine oder weniger Vollkornprodukte zu essen erhöht das Risiko für Herz-Kreislauf-Erkrankungen. Davor warnen amerikanische Magen-Darm-Spezialisten. +++

IST GLUTENFREIE ERNÄHRUNG UNGESUND?

Seit Stars wie Gwyneth Paltrow und Russell Crowe auf glutenfreie Ernährung als Schlüssel für ein energiereicheres, schlankeres und gesünderes Leben schwören, ist die Ernährungsform im Aufwind. Der von ihnen geschmähte Inhaltsstoff Gluten ist ein Eiweiß, das in Getreide wie Weizen, Gerste, Dinkel vorkommt. Menschen, die an der Krankheit Zöliakie leiden, können kein Gluten verdauen. Die Folge sind massive Magen- und Darmprobleme. Zöliakie-Kranke müssen aus gesundheitlichen Gründen glutenfrei essen. Ob es für Menschen ohne Zöliakie auch einen gewissen Nutzen hat, glutenfrei zu essen, wurde zum ersten Mal in einer großen amerikanischen Studie untersucht. Anlass dafür war eine Anfrage des amerikanischen Verbands der Magen- und Darmspezialisten.

Die Forscher nutzten zwei große Datenbanken von Langzeitstudien (von 1986 bis 2010), in denen 110 017 Teilnehmer ohne Zöliakie ausführlich zu ihren Ess- und Trinkgewohnheiten befragt wurden. Die Teilnehmer beantworteten diese Fragebögen im Abstand von zwei Jahren. Aus den Antworten der Teilnehmer haben die Wissenschaftler die Menge an Gluten berechnet und die Befragten je nach Glutenkonsum in Kategorien eingeteilt (7,5 bis 10 Gramm täglich in der höchsten Gruppe, 2,6 bis 3,3 Gramm täglich in der niedrigsten). Außerdem wurde erhoben, dass insgesamt 6 529 Menschen (5,9 Prozent) während des Untersuchungszeitraums einem Herzinfarkt erlagen. Die Forscher stellten fest, dass die Teilnehmer mit dem höchsten Glutenkonsum seltener an einem Herzinfarkt starben als diejenigen, die am wenigsten Gluten zu sich nahmen.

Die Gruppe, die wenig Gluten aß, lebte allerdings auch im Allgemeinen ungesünder: Sie rauchte mehr, trank mehr Alkohol, aß mehr Fett und mehr rotes Fleisch. Bezog man diese Faktoren mit ein, war dieser Unterschied wieder zu vernachlässigen. Betrachtete man dagegen die Gruppe mit einem hohen Glutenkonsum aufgrund des Verzehrs vieler Vollkornprodukte wie Körnerbrot und Vollkornnudeln, hatten sie eine um 15 Prozent geringere Wahrscheinlichkeit, einen Herzinfarkt zu erleiden. Die Forscher schlossen daraus, dass eine glutenfreie Ernährung das Herzinfarktrisiko erhöht, und zwar vor allem deswegen, weil gesunde Vollkornprodukte vom Speiseplan gestrichen werden.

Mit dieser großen Teilnehmergruppe ist die Studie gut angelegt und berücksichtigt sehr viele mögliche Einflussfaktoren. Auffällig ist, dass sich die Studie auf Befragungen aus einem Zeitraum stützt, in dem der große Glutenhype noch gar nicht stattgefunden hatte. Heute essen jedenfalls viel mehr Menschen grundlos glutenfrei – und das ohne irgendeinen nachgewiesenen gesundheitlichen Effekt. Wer nicht an Zöliakie leidet, hat keinen Vorteil davon, kein Gluten zu sich zu nehmen: Weder bringt es mehr Energie, noch werden Menschen durch Glutenverzicht schlanker oder fitter. Im Gegenteil: Produkte mit Gluten (vor allem Brot) werden bei dieser Form der Ernährung durch andere, glutenfreie Nahrungsmittel ersetzt. Gesunde Vollkornprodukte fehlen dann auf dem Speiseplan. Bereits in früheren Studien wurde jedoch aufgezeigt, dass Vollkornprodukte positive Auswirkungen auf Herz- und Blutgefäße haben.

UM DIESE STUDIE GEHT'S
Lebwohl B., Cao Y., Zong G., u. a., Long term gluten consumption in adults without celiac disease and risk of coronary heart disease: prospective cohort study. bmj. Online veröffentlicht am 2. Mai 2017.

DAS IST DIE EIGENTLICHE NACHRICHT:

+++ Wer ohne Vorliegen eines medizinischen Grunds glutenfrei isst, nimmt in der Regel weniger Vollkornprodukte zu sich. Das wirkt sich nachteilig auf die Gesundheit aus. Diese Studie fand einen Zusammenhang zwischen einem niedrigen Glutenkonsum und einem höheren Herzinfarktrisiko. +++

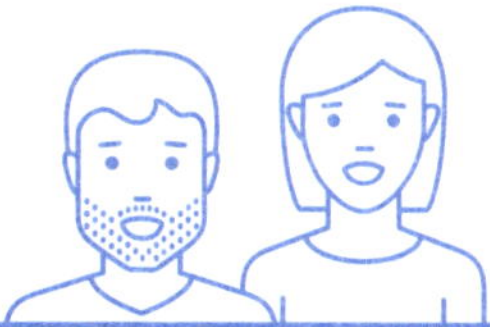

+++ Gelenkspiegelungen des Knies sind bei einer Kniearthrose nutzlos, trotzdem werden sie häufig durchgeführt. Reine Geldverschwendung, sagen internationale Experten. +++

SCHADET EINE KNIEARTHROSKOPIE MEHR, ALS SIE HILFT?

Im Knie laufen Ober- und Unterschenkelknochen zusammen – die beiden Knochenenden sind von Knorpel überzogen. Bei Menschen höheren Alters zeigt der Knorpel einige Unregelmäßigkeiten durch Verschleiß. Ein Viertel aller Menschen über 50 sind von dem Verschleiß betroffen, der Anzeichen für eine beginnende Kniearthrose ist. Eine Kniearthrose kann zusätzlich auch durch eine Sportverletzung oder durch einen Kreuzband- oder Meniskusriss entstehen. So entwickeln drei Viertel der Patienten, denen der Meniskus entfernt wurde, nach zehn Jahren eine Arthrose im betroffenen Knie.

Die Hauptsymptome einer Kniearthrose sind Schmerzen und Einschränkungen der Bewegungsfähigkeit. Der Schmerz kommt und geht, eine Heilung ist nicht möglich. Die wichtigsten Ratschläge für Patienten bestehen darin, weiter in Bewegung zu bleiben, Übergewicht zu vermeiden und notfalls Schmerztabletten einzunehmen. Bei einer schweren Kniearthrose können Kortisonspritzen und letzten Endes eine Knieprothese erwogen werden. Sehr häufig wird als Therapie eine Kniespiegelung (Arthroskopie) vorgeschlagen. Während dieses Eingriffs wird das Kniegelenk gespült, und einzelne oder eingerissene Stücke (beispielsweise vom Meniskus) werden entfernt. Allein in Deutschland wird sie jedes Jahr über 400 000 Mal durchgeführt, in den Vereinigten Staaten über zwei Millionen Mal.

UM DIESE STUDIE GEHT'S
Siemieniuk R.A.C., Harris I.A., Agoritisas T., u.a., Arthroscopic surgery for degenerative knee arthritis and meniscal tears: a clinical practice guideline. bmj. Online veröffentlicht am 10. Mai 2017.

Kanadische und australische Wissenschaftler haben erneut alle relevanten Studien dazu analysiert und die Befunde ausgiebig in Patientenforen untersucht, in denen an Kniearthrose Erkrankte aktiv sind. Die Patienten, die eine Kniespiegelung hinter sich hatten, wurden zu Schmerzen, Alltag und Lebensqualität befragt. Die Wissenschaftler kamen zu dem Schluss, dass eine Arthroskopie bei Kniearthrose unbedingt vermieden werden muss. Das gilt auch, wenn ein Meniskus gerissen ist, bei Blockaden oder wenn das Knie bei jedem Schritt knirscht oder knackt.

Weniger als 15 Prozent der Patienten erfuhren überhaupt eine Verbesserung nach einer Arthroskopie. Doch die Wirkung des Eingriffs ebbte bereits innerhalb eines Jahres wieder ab. Dieser Vorteil bei einer sehr kleinen Gruppe von Patienten wiegt die möglichen Risiken einer Kniearthroskopie nicht auf. Dazu gehören Schmerzen, geschwollene Knie, manchmal wochenlang Probleme, bevor sich Patienten wieder auf das Bein stützen können.

Im Grunde genommen sind diese Erkenntnisse nicht wirklich neu, da auch schon aus anderen Studien bekannt ist, dass eine Gelenkspiegelung im Fall einer Kniearthrose keinen positiven Effekt hat. In internationalen Richtlinien steht: Eine Gelenkspiegelung könnte dann von Nutzen sein, wenn ein Knie vollständig blockiert ist. Allerdings ist nicht immer klar, wann man von einer ständigen Blockade sprechen kann. Bei manchen Patienten blockiert das Knie regelmäßig und erholt sich spontan. Im Falle eines Traumas mit Meniskusriss ist eine Arthroskopie eventuell gerechtfertigt (beispielsweise bei einer Sportverletzung). Doch darüber bestehen noch Unklarheiten.

DAS IST DIE EIGENTLICHE NACHRICHT:

+++ Eine schwere Kniearthrose ist für Betroffene sehr belastend. Gelenkspiegelungen (Arthroskopien), die das Knie spülen und Unebenheiten im Kniegelenk glätten sollen, sind nicht zu empfehlen. Die Vorteile können die möglichen Risiken nicht aufwiegen. Dennoch wird diese Behandlung allen Richtlinien zum Trotz häufig durchgeführt. +++

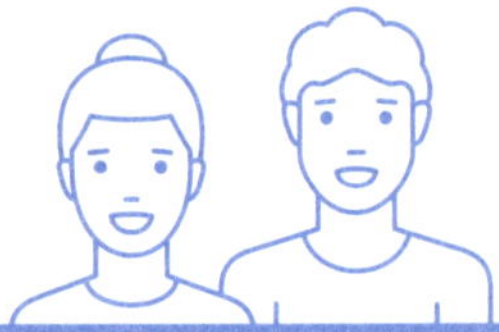

+++ Für alle, die gern ein Gläschen trinken, gibt es gute Nachrichten: Die schädlichen Auswirkungen von Alkohol können durch intensiven Sport vermieden werden. Das schlussfolgern Forscher des University College London (UCL) und der Universität Sydney nach einer Studie unter mehr als 35 000 Briten. +++

BESEITIGT SPORT DIE NEGATIVEN AUSWIRKUNGEN VON ALKOHOL?

Exzessiver Alkoholkonsum erhöht das Risiko für Herz-Kreislauf-Erkrankungen, verschiedene Krebsarten und vorzeitigen Tod. Eine internationale Forschergruppe wollte wissen, ob regelmäßiger Sport diese negativen Effekte möglicherweise kompensiert. Dazu analysierten sie Umfragen unter 36 370 Männern und Frauen über 40 aus einer englischen und schottischen Datenbank. In den Umfragen wurde unter anderem detailliert nach körperlichen Aktivitäten und Alkoholkonsum gefahndet. Der Alkoholkonsum wurde in sechs Kategorien je nach Menge der konsumierten Getränke eingeteilt – von Abstinenzlern bis hin zu exzessiven

Trinkern. In der Studie waren das Frauen, die mehr als 35 Gläser Alkohol pro Woche, und Männer, die mehr als 49 Gläser konsumierten.

Häufigkeit des Alkoholkonsums und Aktivitätstyp wurden in MET-Stunden umgerechnet. Die Abkürzung MET steht dabei für „Metabolic Equivalent of Task". Das ist eine Maßeinheit für die Menge an Energie, die eine bestimmte körperliche Anstrengung im Vergleich mit der Menge der benötigten Energie im Ruhezustand kostet. Ein MET entspricht dem Stillsitzen. Für Sportarten gibt es unterschiedliche MET-Werte: Spazierengehen und gemächliches Radfahren bringen 4 MET, Laufen zum Beispiel 8.

Die Teilnehmer wurden je nach Anzahl der erbrachten MET-Stunden pro Woche eingeteilt: inaktiv (bis zu 7 MET-Stunden), leicht bis mäßig aktiv (mehr als 7,5 MET-Stunden) und intensiv aktiv (mehr als 15 MET-Stunden). Zehn Jahre nach der ersten Erhebung waren 5735 Personen gestorben.

Die Analyse der Ergebnisse ergab, dass diejenigen mit einem sitzenden Lebensstil, die mäßig bis exzessiv Alkohol tranken, ein →signifikant höheres Risiko hatten, vorzeitig an Krebs- und Herz-Kreislauf-Erkrankungen zu sterben. Das Risiko steigt um 47 Prozent bei mäßigem Trinken und um 87 Prozent bei exzessivem Trinken. Menschen, die intensiv Sport treiben (über 15 MET-Stunden pro Woche), haben dagegen kein erhöhtes Risiko, vorzeitig an Krebs- oder Herz-Kreislauf-Erkrankungen zu sterben, auch nicht, wenn sie eine beträchtliche Menge Alkohol konsumieren. Mehr als 15 MET-

Stunden pro Woche entsprechen ungefähr einem Minimum von fünf Stunden Sport pro Woche. Die Forscher vermuten, dass eine solche körperliche Aktivität die Nachteile des Alkoholkonsums bezüglich des Sterberisikos durch Krebs- und Herz-Kreislauf-Erkrankungen kompensiert.

UM DIESE STUDIE GEHT'S
Perreault K., Bauman A., Johnson N., u. a., Does physical activity moderate the association between alcohol drinking and all-cause, cancer and cardiovascular diseases mortality? A pooled analysis of eight British population cohorts. British Journal of Sports Medicine. Online veröffentlicht am 31. August 2016.

Diese Studie mit einer großen Gruppe von Menschen, die 40 Jahre und älter waren, findet keinen Zusammenhang zwischen Alkoholkonsum und vorzeitigem Tod durch Krebs- und Herz-Kreislauf-Erkrankungen, wenn gleichzeitig regelmäßig und intensiv Sport betrieben wurde. Dieser Zusammenhang besteht jedoch sehr wohl bei denjenigen, die Alkohol konsumieren und einen sitzenden Lebensstil pflegen.

Dennoch lässt die Art der Studie nicht den Schluss zu, dass es sich hier um eine Ursache-Wirkungs-Beziehung handelt. Es ist möglich, dass Menschen, die regelmäßig Sport treiben, weniger rauchen, gesünder essen und seltener unter Übergewicht leiden – auch diese Faktoren können zu einem vorzeitigen Tod führen. Außerdem ist es schwierig, Aussagen über die genauen Alkoholmengen zu treffen, weil die Umfragen subjektiv interpretiert werden können: Die meisten Menschen unterschätzen ihren Alkoholkonsum.

Bei vorsichtiger Abwägung der in der Literatur beschriebenen Wirkungen verschiedener Alkoholmengen gilt zurzeit als maximal tolerierbare Alkoholzufuhr für gesunde Männer 20 Gramm reiner Alkohol pro

Tag. Das entspricht etwa einem Viertelliter Wein. Für Frauen gilt die halbe Menge.

DAS IST DIE EIGENTLICHE NACHRICHT:

+++ Mäßiger und übermäßiger Alkoholkonsum erhöht das Risiko, vorzeitig an Krebs- und Herz-Kreislauf-Erkrankungen und anderen Ursachen zu sterben. Das scheint jedoch nicht für die Menschen zu gelten, die regelmäßig mäßig-intensiv während mindestens 5 Stunden pro Woche Sport treiben. Ob hier ein direkter Zusammenhang besteht oder ob es eher die Folge eines gesünderen Lebensstils ist, den sportlichere Menschen pflegen, ist dieser Studie nicht zu entnehmen. +++

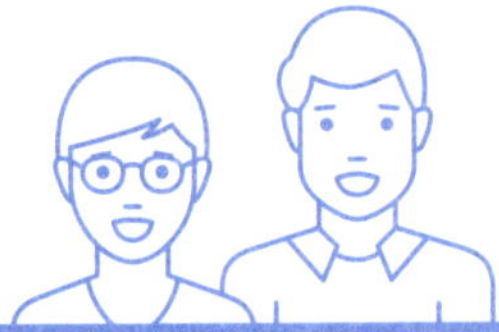

+++ Eine kalte Dusche ist nicht nur bei Hitze ein guter Tipp – sie lohnt sich eigentlich das ganze Jahr über! Eine niederländische Studie zeigte, dass Menschen, die jeden Tag kalt duschen, weniger schwer erkranken. Sollte Kaltduscher dennoch eine Erkältung erwischen, bleiben sie nicht so lange krank. +++

IST ES GESUND, JEDEN TAG KALT ZU DUSCHEN?

Einer Untersuchung des Academisch Medisch Centrum in Amsterdam zufolge ist kaltes Duschen gut für die Gesundheit. Das eisige Wasser soll sich positiv auf die menschliche Immunabwehr auswirken und dafür sorgen, dass eine Krankheit als weniger schwer empfunden wird oder weniger lange anhält.

Die aktuellen Studienergebnisse stammen aus einer ersten Orientierungsstudie mit 300 Freiwilligen. Die Testpersonen wurden in vier Gruppen unterteilt: Eine Gruppe duschte warm, die drei anderen Gruppen standen täglich beim Duschen während der letzten 30, 60 oder 90 Sekunden unter kaltem Wasser. Die drei kalt duschenden Gruppen meldeten sich seltener krank – verglichen mit den Warmduschern lag der Arbeitsausfall bei diesen Gruppen um 29 Prozent niedriger. Dabei machte es jedoch keinen Unterschied, ob die Testpersonen nun kurz, mittel oder lange kalt duschten. Auch bei der Anzahl der Tage, an denen sie sich krank fühlten, konnten die Forscher keinen Unterschied feststellen. Wer unter gravierenden gesundheitlichen Problemen leidet, sollte, so die Wissenschaftler, auf kaltes Abduschen dennoch verzichten.

Die Studie stützt sich auf ein groß angelegtes Experiment, bei dem gesunde erwachsene Freiwillige per Losverfahren in vier Gruppen unterteilt wurden. Drei Gruppen wurden gebeten, 30 Tage lang nach dem normalen Duschen 30, 60 oder 90 Sekunden kalt zu duschen. Die Kontrollgruppe duschte normal. Danach wurden alle Teilnehmer noch weitere 60 Tage begleitet. Während dieser Zeit durfte jeder über die Wassertemperatur beim Duschen selbst entscheiden.

UM DIESE STUDIE GEHT'S
Buijze G.A., Sierevelt I.N., van der Heijden bcjm, Dijkgraaf M.G., Frings-Dresen M.H.W. (2016). The Effect of Cold Showering on Health and Work: A Randomized Controlled Trial. PLoS ONE 11(9): e0161749. doi:10.1371/journal.pone.0161749.

Studien, für die Teilnehmer ausgelost werden, eignen sich sehr gut, wenn man herausfinden will, ob eine bestimmte Handlung – in diesem Fall kaltes Duschen – eine Wirkung zeigt. Außerdem waren mehr als 300 Testpersonen an dem Experiment beteiligt, was die Studie aussagekräftig macht.

Es gibt jedoch auch einige Einschränkungen bei dieser Studie, die ihre Beweiskraft schwächen. Erstens wussten die Teilnehmer, in welcher Gruppe sie sich befanden. Das kann ihre Erwartungshaltung beeinflusst haben und damit auch die Ergebnisse des Experiments.

Die fehlende →Verblindung in diesem Experiment wiegt besonders schwer, denn alle Ergebnisse wurden von den Testpersonen selbst übermittelt. Wer ohnehin davon überzeugt ist, dass kaltes Duschen der Gesundheit zuträglich ist, erlebt womöglich die Beschwerden einer Erkältung anders als jemand, der nicht daran glaubt. Die Einstellung der Testpersonen zu dem Thema kann durchaus den Arbeitsausfall beeinflussen. Auch die Duschzeit überwachten die Teilnehmer selbstständig. Die Forscher können deshalb nicht sicher wissen, ob und wie lange jede Testperson wirklich kalt geduscht hat.

Außerdem waren die Freiwilligen, die Testpersonen der Studie waren, grundsätzlich gesünder als der Bevölkerungsdurchschnitt. Wer massive Gesundheitsprobleme hatte, wurde nicht zu der Studie zugelassen. Die Gesundheitschecks ergaben auch, dass die Teilnehmer insgesamt seltener krank waren als der Bevölkerungsdurchschnitt. In einem Fragebogen zu ihrem körperlichen und geistigen Befinden schnitten sie relativ gut ab. Außerdem stellte sich heraus, dass die Teilnehmer deutlich häufiger Sport trieben als der Durchschnitt.

Alles in allem handelt es sich um eine gut angelegte Studie mit einigen wichtigen Einschränkungen. Daher verliert die Schlussfolgerung an Aussagekraft und gilt vor allem für gesündere Menschen. Um die vorläufigen Ergebnisse zu untermauern, sind sicherlich Folgestudien notwendig.

DAS IST DIE EIGENTLICHE NACHRICHT:

+++ Diese Studie zeigt, dass kaltes Duschen über einen Zeitraum von 30 bis 90 Sekunden möglicherweise dazu führt, dass sich Arbeitnehmer seltener krankmelden müssen. Die Beleglage ist allerdings nicht aussagekräftig genug, um hier einen ursächlichen Zusammenhang festzustellen. +++

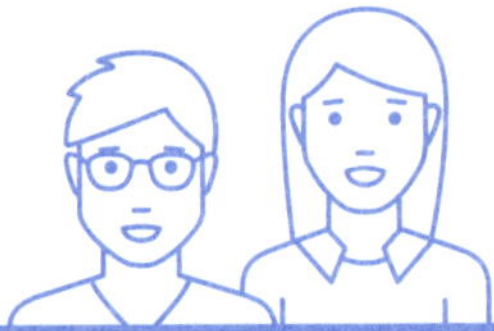

+++ Beeinflusst der Zeitpunkt der Kalorienaufnahme unser Gewicht? Einer neuen Übersichtsstudie zufolge ist das tatsächlich so. +++

ISS MORGENS WIE EIN KAISER, MITTAGS WIE EIN KÖNIG UND ABENDS WIE EIN BETTLER?

Wissenschaftler aus London und Amsterdam haben eine Übersichtsstudie durchgeführt, in deren Mittelpunkt die Zeiten stehen, zu denen Menschen normalerweise essen. Erhoben wurde, wie viel sie zu ihren Mahlzeiten und wie viel sie zwischendurch essen. Außerdem betrachteten die Wissenschaftler Studien zu Essgewohnheiten abhängig von Tageszeit und Körpergewicht. All diese Daten führten sie in einer Übersichtsstudie zusammen, von der sie anschließend eine Zusammenfassung erstellten. Dabei wurden die Essgewohnheiten verschiedener europäischer Länder kartiert.

In Frankreich, der Schweiz und in Italien wird beispielsweise ausgiebig zu Mittag gegessen, während Frühstück und Abendessen sparsamer ausfallen. Belgier, Niederländer, Briten, Dänen und Deutsche frühstücken ebenfalls eher sparsam, nehmen ein kleines Mittagessen ein und tafeln ausgiebiger zu Abend. Menschen, die vor allem abends viel essen, wiegen im Durchschnitt mehr, ebenso wie Menschen, die zwischen den Mahlzeiten viel snacken: Auch sie sind dicker. Und schließlich sind auch Menschen, die nicht frühstücken, dicker als andere.

Aus ihrer Analyse leiten die Forscher ab, dass ein kräftiges Frühstück wichtig ist, um das Gewicht unter Kontrolle zu halten, während späte opulente Mahlzeiten zu Übergewicht führen können, genau wie häufiges Essen zwischen den Mahlzeiten. Die Redewendung „morgens wie ein Kaiser, mittags wie ein König und abends wie ein Bettler" habe also durchaus einen wahren Kern, so die Wissenschaftler.

Die Studie zeigt nicht, dass Kalorien, die man später am Tag zu sich nimmt, „eher hängen bleiben". Sie legt nur nahe: Wer vor allem abends viel isst, erhöht auch seine Chance auf Übergewicht. Eine mögliche Erklärung könnte aber sein, dass diejenigen, die abends Sport treiben, weniger essen, weil sie weniger vor dem Fernseher sitzen und daher weniger naschen oder weil es hinderlich ist, sich mit vollem Magen sportlich zu betätigen. Die Forscher achteten bei ihrer Betrachtung nämlich nicht auf das Maß an körperlicher Bewegung. Andererseits bestätigt diese Studie, was frühere Analysen auch feststellten: Wer

UM DIESE STUDIE GEHT'S
Almoosawi S., Vingeliene S., Karagounis L.G., Pot G.K., Chrono-nutrition: a review of current evidence from observational studies on global trends in time-of-day of energy intake and its association with obesity. Proceedings of the Nutrition Society. Online veröffentlicht am 22. Juni 2016.

frühstückt, ist im Allgemeinen schlanker. Vermutlich neigt man dann tagsüber weniger zum Zwischendurchessen. Es gibt keine Argumente für die Behauptung, es sei besser, mittags mehr zu essen, als am Abend die Hauptmahlzeit zu sich zu nehmen.

Eigentlich bringt diese Studie keine neuen Erkenntnisse: Es gibt Argumente dafür, mit einem kräftigen Frühstück in den Tag zu starten und zwischen den Mahlzeiten möglichst wenig zu snacken. Mehr zu dem Thema finden Sie unter test.de/Frühstück.

DAS IST DIE EIGENTLICHE NACHRICHT:

+++ Diese Übersichtsstudie fördert zutage, dass Menschen in vielen europäischen Ländern vor allem abends ausgiebig essen und morgens kaum frühstücken. Wer trotzdem frühstückt, hat ein geringeres Risiko auf Übergewicht als diejenigen, die das Frühstück auslassen. Ob es besser ist, mittags mehr zu essen als abends, kann diese Studie nicht nachweisen. Es ist jedenfalls nicht so, dass die Kalorien, die man abends zu sich nimmt, schneller zu Übergewicht führen als die Kalorien vom Mittagessen. +++

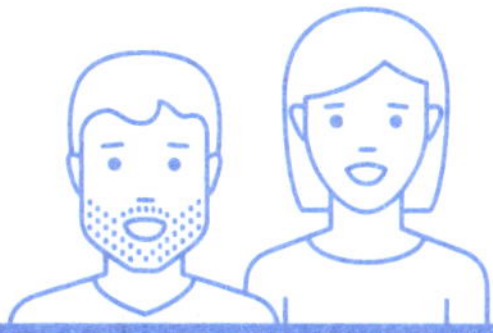

+++ Sind Granatäpfel ein Jungbrunnen? Schweizer Wissenschaftler haben entdeckt, das ein bestimmter Stoff der Frucht möglicherweise diese begehrte Eigenschaft hat. +++

HELFEN GRANATÄPFEL GEGEN DAS ALTERN?

Forscher aus Lausanne und dem schweizerischen Pharmazieunternehmen Amazentis führten Experimente mit Urolithinen durch. Dabei handelt es sich um Abbauprodukte von Ellagitanninen, die Inhaltsstoffe von Granatäpfeln, Nüssen und Beeren sind. Nach dem Verzehr dieser Früchte werden Ellagitannine von Darmbakterien in Urolithine umgewandelt. Frühere Untersuchungen legten nahe, dass eine Unterart der Urolithine namens Urolithin A möglicherweise heilende Eigenschaften hat. Die Schweizer Studie wollte dieser Sache weiter auf den Grund gehen.

Die Forscher fütterten drei verschiedene Gruppen von Fadenwürmern von ihrer Geburt bis zum Tod entweder mit Urolithin A, mit Ellagitanninen oder aber mit einem Kontrollfutter. Die Würmer, die mit Urolithin A gefüttert wurden, lebten 45 Prozent länger im Vergleich zu den mit Ellagitanninen gefütterten Würmern oder der Kontrollgruppe. Danach führten die Wissenschaftler eine Reihe von Experimenten an Mäusen und Ratten durch.

Die Versuchsmäuse bekamen acht Monate lang täglich Urolithin A oder Kontrollfutter, was bei den mit Urolithin gefütterten Mäusen zu einer Zunahme ihrer Griffstärke um 9 Prozent führte. Die behandelten Mäuse bewegten sich allerdings auch mehr als die Kontrollmäuse. In einem weiteren Mäuse-Experiment liefen die mit Urolithin A gefütterten Mäuse 42 Prozent länger in einem Rad. Auch Ratten, denen Urolithin ins Futter gemischt wurde, zeigten bedeutend mehr Ausdauer im Rad.

UM DIESE STUDIE GEHT'S
Ryu D., Mouchiroud L., Andreux P.A., u. a., Urolithin A induces mitophagy and prolongs lifespan in C. elegans and increases muscle function in rodents. Nature Medicine. Online veröffentlicht am 11. Juli 2016.

Die Forscher stellten fest, dass Urolithin A die Muskelqualität der Versuchstiere verbesserte, weil es die Produktion der Mitochondrien, das sind die „Batterien" der Zelle, steigerte. Mitochondrien liefern Energie für die Muskelzellen.

Bei der Untersuchung handelt es sich um eine Reihe von Experimenten mit Würmern und Nagetieren, die noch nichts über die Wirkung beim Menschen aussagt. Die Untersuchung legt lediglich nahe, dass Urolithin A die Muskelqualität leicht verbessert, in den Medien hieß es, dass der Stoff „dem Alter entgegenwirkt". Wer seine Muskelqualität verbessern will, kann das mit ausreichender körperlicher Bewegung tun. Die Muskeln bleiben dann länger in Form.

Das Unternehmen, das sich an dieser Studie beteiligte, ist ein Pharmazieunternehmen, das selbst Urolithin A produziert. Ein Inhaltsstoff, der noch nicht als Arzneimittel verkauft wird, bei dem man aber untersucht, ob er eventuell Effekte hat, die für Menschen interessant sind. Die Tierversuchsreihe passt dazu.

Urolithin A ist ein Abbauprodukt von Substanzen, die in Granatäpfeln vorkommen, aber auch in Beeren und Nüssen. Für seinen Abbau sorgen Darmbakterien, doch die sind nicht bei jedem Menschen in derselben Menge vorhanden. Über die Funktion von Urolithin A ist bis heute nichts bekannt.

DAS IST DIE EIGENTLICHE NACHRICHT:

+++ In Granatäpfeln befinden sich Stoffe, die nach ihrem Abbau durch Darmbakterien die Muskelqualität von Mäusen und Ratten leicht verbesserten. Mehr wurde nicht untersucht. Ob diese Stoffe auch einen Effekt auf Menschen haben, ist nicht bekannt. Und ob sie dem Alterungsprozess etwas entgegenzusetzen haben, erst recht nicht. +++

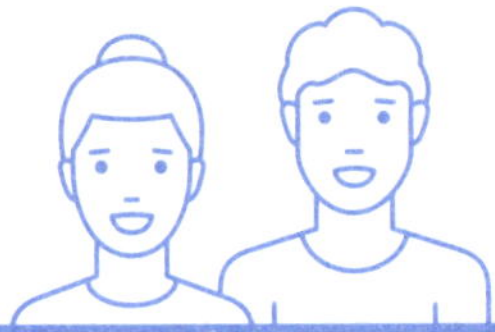

+++ Einige Menschen trinken gern ein Glas Rotwein zur Entspannung. Doch Rotwein soll auch für ein besseres Aussehen sorgen können. Die enthaltenen Antioxidantien wirken dem Alterungsprozess entgegen, das behaupten Wissenschaftler. +++

WIRKEN BESTIMMTE SUBSTANZEN IM ROTWEIN DEM ALTERN ENTGEGEN?

Amerikanische Wissenschaftler haben Experimente mit Labormäusen durchgeführt, die in vier Gruppen eingeteilt und unterschiedlich ernährt wurden. Eine Gruppe bekam niedrigkalorische Kost, eine bekam ein mit Resveratrol (einem Antioxidans aus der Schale roter Trauben) angereichertes Futter, die dritte Gruppe bekam Futter mit Metformin (einem Medikament, das den Zuckerspiegel senkt). Die letzte Gruppe bekam zur Kontrolle normales Futter. Nach zwei Jahren wurden die Körper der Mäuse durch Biopsien untersucht und dabei ihre Muskeln und Nervenzellen beurteilt. Die

Mäuse, die Resveratrol bekommen hatten oder eine niedrigkalorische Kost, zeigten eine geringere Teilung von Muskel- und Nervenzellen – ein Hinweis auf einen verzögerten Alterungsprozess. Metformin hatte keinen Effekt. Daraus schlossen die Forscher, dass Resveratrol, ebenso wie eine niedrigkalorische Ernährung, einen günstigen Effekt auf das Altern hat.

Kern der Untersuchung sind Experimente an Tieren. Über den Effekt bei Menschen kann man nichts sagen. Die Mäuse erhielten eine große Dosis Resveratrol pro Tag: 400 Milligramm pro Kilo pro Tag. Rotwein enthält wechselnde Mengen an Resveratrol – Schwankungen zwischen 0,2 und 12,6 Milligramm pro Liter sind möglich. Ein Glas Rotwein enthält damit nur minimale Mengen von diesem Antioxidans. Für eine vergleichbare Menge Resveratrol wie in dem Mäuse-Experiment müsste eine Frau, die 70 Kilo wiegt, 28 Gramm pro Tag aufnehmen, was mehr als 2000 Litern resveratrolhaltigem Wein entspräche. Das würde sie nicht überleben.

UM DIESE STUDIE GEHT'S
Stockinger J., Maxwell N., Shapiro D., u. a., Caloric restriction mimetics slow aging of neuromuscular synapses and muscle fibers. Journals of Gerontology: Biological Sciences. Online veröffentlicht am 7. März 2017.

DAS IST DIE EIGENTLICHE NACHRICHT:

+++ Ein Experiment an Mäusen zeigte, dass Resveratrol der Alterung von Muskel- und Nervenzellen entgegenwirkt. Um die Dosis zu erreichen, bei der ein Effekt an Mäusen nachgewiesen wurde, müsste ein Mensch täglich mindestens 2000 Liter Rotwein trinken. Das wäre nicht anti-aging, sondern tödlich! +++

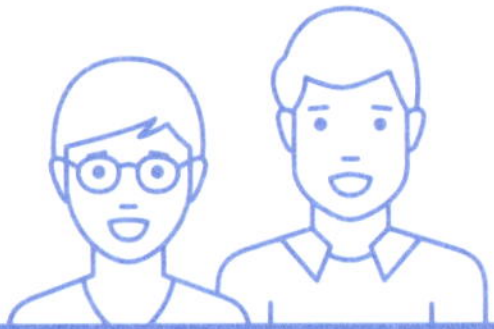

+++ Sieben von zehn Frauen in Flandern erhalten bei der Entbindung eine →Periduralanästhesie. Auch in Deutschland gebären viele Frauen mit der PDA. Auf Entbindungsstationen, bei denen es die Möglichkeit gibt, im Wasser zu gebären, ist eine Periduralanästhesie nur in zwei von zehn Fällen notwendig. +++

BRAUCHT MAN BEI GEBURTEN IM WASSER KEINE BETÄUBUNG?

Das Studienzentrum für Perinatale Epidemiologie veröffentlichte interessante Daten aus dem Jahr 2015 über Schwangerschaft und Geburt in Flandern. Betäubung über den Rückenwirbelkanal ist aus dem Kreißsaal nicht mehr wegzudenken. Gut sieben von zehn Frauen nutzen eine Periduralanästhesie (PDA), um den Geburtsschmerz abzuschalten oder besser aushalten zu können.

Die Häufigkeit des Einsatzes einer Periduralanästhesie – zwischen 20 und 84 Prozent – hängt dabei von der jeweiligen Entbindungsstation ab. Der Presse ist zu entnehmen, dass Entbindungsstationen, die Unterwasserentbindungen anbieten, am seltensten eine epidurale Betäubung durchführen lassen.

Aus diesen Zahlen geht hervor, dass nur eine Minderheit der Frauen, die im Wasser gebären, sich für eine Betäubung mit der PDA entscheidet. Doch diese Zahlen lassen wiederum nicht den Schluss zu, dass diese Frauen weniger Schmerzen haben oder nicht um eine PDA bitten, nur weil sie im Wasser gebären. Wir können nur feststellen, dass es zwischen den beiden Phänomenen (im Wasser gebären und weniger PDA) einen Zusammenhang gibt, aber nicht, dass das eine die Folge des anderen ist. Vielleicht hat die Geburt im Wasser eine gewisse beruhigende Wirkung und einen schmerzstillenden Effekt. Es ist durchaus möglich, dass Frauen, die sich für eine Geburt unter Wasser entscheiden, grundsätzlich eher eine naturverbundene und weniger durch Medizin und Technik geprägte Vorgehensweise bei einer Geburt wünschen. Eine Spritze ins Rückenmark würde nicht zu dieser Einstellung passen. Es ist auch nicht ausgeschlossen, dass Entbindungskliniken eine Geburt im Wasser mit der Botschaft bewerben, sie sei für die Frauen weniger schmerzhaft. Aus diesem Grund könnte die Klinik dann seltener dazu neigen, eine PDA überhaupt anzubieten.

UM DIESE STUDIE GEHT'S
Perinatale Activiteiten in Vlaanderen 2015. www.zorg-en-gezondheid.be.

Der amerikanische Hebammenbund hat vor Kurzem eine formale Empfehlung dazu veröffentlicht. Dafür hatte er alle vorhandenen wissenschaftlichen Studien zum Thema analysiert. Die Schlussfolgerung der Studien lautet: Die Möglichkeit einer Wassergeburt kann in der ersten Geburtsphase erwogen werden. Es gibt Studien, die nahelegen, dass sich dadurch womöglich der gesamte Geburtsprozess verkürzt und der Schmerzmittelbedarf verringert. In der zweiten Phase der Geburt rät der Bund allerdings davon ab („The second stage of labor and delivery should take place on land, not in water."). In dieser Phase hat die Wassergeburt nämlich keinen nachweisbaren Vorteil. Außerdem wurde in diesem Zusammenhang bereits von einigen Fällen schwerer Infektionen beim Neugeborenen berichtet.

DAS IST DIE EIGENTLICHE NACHRICHT:

+++ Es ist nicht ausgeschlossen, dass der Geburtsprozess im Wasser weniger lange dauert und möglicherweise mit weniger Schmerzen einhergeht. Studien zu diesem Thema lassen jedoch keine eindeutigen Schlüsse zu, ob eine Wassergeburt Vorteile für Mutter und Kind bietet oder nicht. +++

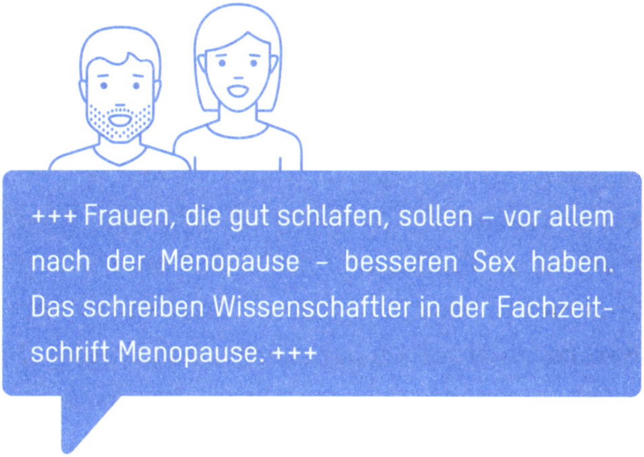

HABEN FRAUEN, DIE GUT SCHLAFEN, BESSEREN SEX?

Amerikanische Wissenschaftler befragten 93668 Frauen zwischen 50 und 79 zu ihrem Schlaf und Sexualleben. Diese Studie war Teil der großen Women's Health Initiative, einer →Beobachtungsstudie, die zwischen 1994 und 1998 durchgeführt wurde und in der zu unterschiedlichen Lebensbereichen Daten erhoben wurden. Für die Teilstudie wurden daraus die Fragen zum Schlaf der letzten vier Wochen ausgewählt: Anzahl der Schlafstunden, Schlafstörungen (schlecht einschlafen, nachts aufwachen, zu früh wach werden, nicht ausgeruht sein morgens) und leichtem Einschlafen tagsüber. Außerdem wurden die Fragen zum Sexualleben in die Teilstudie einbezogen: Besteht eine Partnerschaft? Wie oft hatten die Frauen Sex im letzten Jahr? Wie zufrieden waren sie mit ihrem Sexleben? Die Ergebnisse wurden miteinander verglichen, wobei einige möglicherweise beeinflussende Faktoren berücksichtigt wurden wie Einkommen, körperliche Aktivitäten, Gesundheit, mögliche Depressionen, Einnahme von Antidepressiva, Nutzung einer Hormonersatztherapie, Gewicht und Alkoholkonsum.

Die Analyse ergab Folgendes: 52 Prozent der Frauen hatten im vergangenen Jahr Sex gehabt, und 57 Prozent von ihnen waren mehr oder weniger zufrieden mit ihrem Sexualleben. Eine von drei Frauen berichtete von Schlafproblemen. Frauen, die fünf Stunden oder weniger pro Nacht schliefen, waren in der Regel weniger zufrieden mit ihrem Sexleben als Frauen, die sieben bis acht Stunden pro Nacht schliefen. Schlechter Schlaf verringerte die Wahrscheinlichkeit, dass die Frauen im vergangenen Jahr Sex hatten, um 12 Prozent.

Die Wissenschaftler unterstellen deshalb, dass ein guter Schlaf dem Sexualleben von Frauen über 50 zugutekommt.

Zu dieser Analyse lässt sich einiges anmerken. Es gibt sehr viele Faktoren, die sowohl den Schlaf als auch das Sexualleben beeinflussen. Dazu gehören einschneidende Erlebnisse, Beziehungsprobleme, Stress und anderes. Es ist nahezu ausgeschlossen, aus all diesen unterschiedlichen Einflüssen die Themen Sex und Schlaf zu isolieren. Übrigens füllte ein großer Teil der Frauen, die an der Studie teilnahmen, die Fragen zum Sex nicht aus. Es gab bei der Befragung die Möglichkeit, bei jeder

UM DIESE STUDIE GEHT'S
Kling J.M., Manson J.E., Naughton M., u. a., Association of sleep disturbance and sexual function in postmenopausal women. Menopause. Online veröffentlicht am 1. Februar 2017.

Frage anzugeben, ob man diese beantworten möchte oder nicht. Das macht die Studie weniger verlässlich.

Die Ergebnisse sind auch nicht gerade aufsehenerregend: Es scheint logisch, dass Frauen aufgrund ihrer Schlafprobleme weniger Lust auf Sex haben. Und umgekehrt: Gut ausgeruht zu sein kommt der Lust auf Sex zugute.

DAS IST DIE EIGENTLICHE NACHRICHT:

+++ Frauen über 50, die schlecht schlafen, sollten nach dem Lesen solcher Schlagzeilen nicht anfangen, über ihr Sexualleben zu grübeln. Die zugrunde liegende Analyse hat keine hohe Aussagekraft. Es ist logisch, dass Menschen, die müde sind, weil sie an Schlafstörungen leiden, weniger Lust auf Sex haben. Dafür braucht man die Grenze von 50 auch noch nicht überschritten zu haben! +++

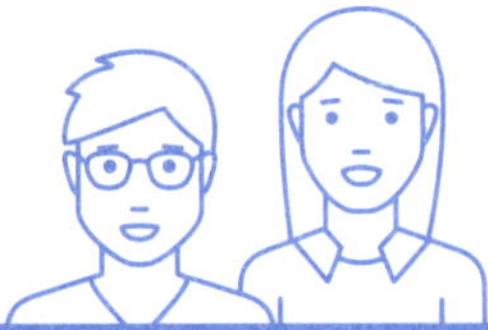

+++ Ein Band ums Handgelenk, das uns dazu motiviert, Sport zu treiben und abzunehmen, ist ein beliebtes Utensil geworden. Doch es funktioniert nicht, wie eine neue amerikanische Studie besagt. +++

HELFEN FITNESS-ARMBÄNDER BEIM ABNEHMEN?

Forscher der University of Pittsburgh warben 471 übergewichtige oder fettleibige Menschen im Alter von 18 bis 35 Jahren für eine zweijährige Studie an. Ihr →Body-Mass-Index (BMI) lag zwischen 25 und 40. Die Teilnehmer sollten den Effekt von Fitness-Trackern testen. Diese Armbänder sollen zu mehr Bewegung animieren.

Alle Teilnehmer der Studie wollten gern abnehmen, befolgten während der ersten sechs Monate eine Diät und erhielten dazu auch ein gezieltes Trainingsprogramm sowie mentale Unterstützung.

Nach sechs Monaten wurden die Teilnehmer in zwei Gruppen aufgeteilt. Eine Gruppe bekam neben dem Programm zum Abnehmen einen Fitness-Tracker, der das Training unterstützte und über eine Website auch personalisierte Tipps gab. Die Kontrollgruppe absolvierte ein klassisches Abnehmprogramm. Alle Teilnehmer wurden jeweils nach 12 und 18 Monaten kontaktiert. Nach 24 Monaten wurde die Studie abgeschlossen.

In beiden Gruppen gingen Pfunde verloren: In der Gruppe, die den Fitness-Tracker verwendete, durchschnittlich 3,5 Kilo in 24 Monaten. In der Gruppe ohne das Armband durchschnittlich 5,9 Kilo.

Die Forscher schlossen daraus, dass die Armbänder keinen Beitrag beim Abnehmen leisten.

Fitness-Tracker liefern unter anderem Informationen zur Anzahl der Schritte und zur Herzschlagfrequenz, sie ermutigen auch, aufzustehen und zu laufen. Die Armbänder sind beliebt, doch viele Menschen halten nicht lange durch, sich an die Anweisungen zu halten. Das zeigten frühere Studien. Auch in dieser Studie gaben etliche Nutzer früh auf.

Wer abnehmen möchte, wird mit einem solchen Armband nicht mehr Pfunde los als ohne. Bei dieser Analyse handelt es sich um eine verlässlich durchgeführte Studie.

UM DIESE STUDIE GEHT'S
Jakicic J.M., Davis K.K., Rogers R.J. u.a., Effect of Wearable Technology Combined With a Lifestyle Intervention on Long-term Weight Loss: The idea Randomized Clinical Trial. Veröffentlicht am 21. September 2016.

DAS IST DIE EIGENTLICHE NACHRICHT:

+++ Wer übergewichtig ist und abnehmen möchte, profitiert von einem ausgewogenen Abnehmprogramm (Diät, Trainingsprogramm, mentale Unterstützung). Fitness-Tracker, die dazu anregen, sich mehr zu bewegen, tragen nicht dazu bei, dass man mehr Gewicht verliert. +++

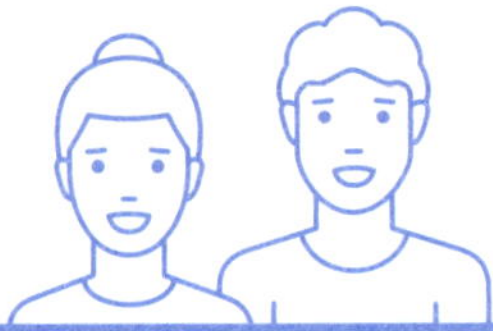

+++ Elektronische Zigaretten, die legal erworben werden können, erhöhen die Erfolgschancen von Rauchern, die ihre Sucht loswerden möchten. Das zeigt eine britische Studie. +++

HELFEN E-ZIGARETTEN DABEI, DAS RAUCHEN AUFZUHÖREN?

In Deutschland sind E-Zigaretten seit der Umsetzung einer EU-Richtlinie im Mai 2016 zugelassen. In Großbritannien wird dagegen schon seit Jahren elektronisch gedampft. Zurzeit sollen schätzungsweise drei Millionen Briten E-Zigaretten konsumieren. Der Unterschied zu herkömmlichen Zigaretten: Bei E-Zigaretten findet kein Verbrennungsprozess statt, deshalb spricht man vom Dampfen.

Forscher wollten nun wissen, ob die Beliebtheit von E-Zigaretten dazu geführt hat, dass mehr Menschen das Rauchen erfolgreich eingestellt haben. Die Studie stützt sich auf Interviews mit 170 490 Briten. Zwischen 2006 und 2015 wurden sie im Abstand von drei Monaten zu ihren Rauchgewohnheiten, ihren Rauchstopp-Versuchen und den Hilfsmitteln befragt, die sie dazu nutzten. Daraus berechneten die Wissenschaftler, wie oft E-Zigaretten dazu dienen sollten, mit dem Rauchen aufzuhören, und wie vielen Menschen es gelang, das Rauchen ganz oder vorübergehend einzustellen.

Die Berechnungen zeigen, dass 23 Prozent der Befragten im letzten Jahr geraucht hatten und dass die Verwendung von E-Zigaretten von sporadischem Gebrauch 2006 auf 21,3 Prozent im Jahr 2015 gestiegen war. Die Nutzung von E-Zigaretten bei Personen, die Rauchstopp-Versuche durchgeführt hatten, kletterte 2015 auf 35 Prozent. Die Zahl erfolgreicher Rauchstopp-Versuche stieg ebenfalls an, von 10,6 Prozent im Jahr 2006 auf 18,6 Prozent im Jahr 2015. Je mehr Menschen E-Zigaretten dampften, desto weniger fanden andere Formen von Nikotinersatz Verwendung. Die Autoren der Studie berechneten, dass bei 36 Prozent der 2,6 Millionen Rauchstopp-Versuche E-Zigaretten zum Einsatz kamen. In absoluten Zahlen handelt es sich dabei um 54288 Versuche, das Rauchen einzustellen. Geht man davon aus, dass zwei Drittel der Raucher einen Rückfall erleiden, so deuten die Schätzungen dennoch darauf hin, dass es dank der E-Zigarette 18000 Menschen pro Jahr gelingt, langfristig mit dem Rauchen aufzuhören.

Die zunehmende Nutzung von E-Zigaretten führt in Großbritannien zu mehr Rauchstopp-Versuchen. Ob diese E-Zigaretten auch tatsächlich dazu führen, langfristig mit dem Rauchen aufzuhören, kann diese Studie nicht beweisen.

Auch andere Hilfsmittel oder Entwöhnungsprogramme werden häufig eingesetzt. Noch ist nicht be-

UM DIESE STUDIE GEHT'S
Beard E., West R., Michie S., Brown J., Association between electronic cigarette use and changes in quit attempts, success of quit attempts, use of smoking cessation pharmacotherapy, and use of stop smoking services in England: time series analysis of population trends. bmj. Online veröffentlicht am 13. September 2016.

kannt, welche Mittel die größte Wirkung zeigen.

Eine Auswertung der wissenschaftlichen Lage durch die Stiftung Warentest zeigt, dass das Dampfen mit der E-Zigarette vermutlich weniger schädlich als Rauchen ist. Es ist allerdings noch zu früh, das Dampfen als harmlos einzustufen.

DAS IST DIE EIGENTLICHE NACHRICHT:

+++ Das Rauchen einzustellen ist das Beste, das Sie für Ihre Gesundheit tun können. Alles, was dazu beiträgt, die Zahl der Raucher zu senken, ist daher zu begrüßen. Britische Forscher konnten die E-Zigarette mit einem Anstieg erfolgreicher Rauchstopp-Versuche in Zusammenhang bringen. +++

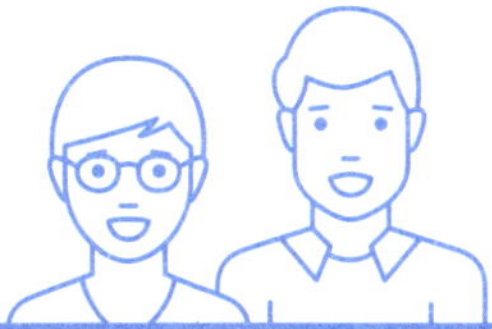

+++ Mit einer Tasse dampfender Hühnerbrühe ist man eine Erkältung schneller los. Diese Volksweisheit kursiert schon seit Generationen. Aber hilft das bekannte Hausmittel tatsächlich? +++

HILFT HÜHNERBRÜHE GEGEN ERKÄLTUNGEN?

Es gibt kein Medikament, das eine Erkältung bereits im Keim erstickt. Das ist nicht weiter schlimm, denn Erkältungen verschwinden von allein wieder. Allerdings dauern sie in der Regel mindestens eine Woche, was unangenehm ist. Vielen erkälteten Menschen fällt es schwer, so lange Geduld aufzubringen. Kein Wunder also, dass jede Menge Hausmittelchen ausprobiert werden, damit das lästige Kratzen im Hals aufhört und die laufende Nase gestoppt wird.

Ein Mittel, das schon seit Generationen hartnäckig immer wieder weiterempfohlen wird, ist die Hühnerbrühe. Es gibt zwar keine einzige wissenschaftliche Studie zur Wirkung von Hühnerbrühe auf Erkältungsviren, allerdings wurden bereits einige Laborexperimente durchgeführt. Dabei zeigte sich, dass Hühnerbrühe in einem Reagenzglas die Anzahl weißer Blutkörperchen, die bei Entzündungsprozessen ansteigt, vermindert. Theoretisch kann Hühnerbrühe also Entzündungserscheinungen einschränken und möglicherweise auch die Symptome, die mit Erkältungen einhergehen. Doch am Menschen hat man dies bislang nicht getestet. Deshalb ist bis heute nicht bewiesen, dass der Verzehr von Hühnerbrühe irgendeinen Effekt auf die Dauer einer Erkältung hat.

Möglicherweise gibt es noch andere Gründe für die anhaltende Beliebtheit der Hühnerbrühe, sagen Wissenschaftler. So wird das Trinken von warmen Getränke generell als wohltuend bei Erkältungen empfunden, da sie die Entzündung der Schleimhäute lindern. Beim Löffeln von heißer Brühe atmet man auch Dampf ein und befeuchtet so die entzündete Nasenschleimhaut. Außerdem nehmen erkältete Menschen auf diese Weise ausreichend Flüssigkeit zu sich, was in einem Krankheitsfall sehr wichtig ist.

UM DIESE STUDIE GEHT'S
Rennard B.O., Ertl R.F., Gossman G.L., Robbins R.A., Rennard S.I., Chicken soup inhibits neutrophil chemotaxis in vitro. Chest. Okt 2000;118(4):1150-7.

Trotzdem wäre es leicht, die Hühnerbrühen-Theorie zu überprüfen. Dazu bräuchte man lediglich ein Suppenhuhn, Wasser, Bouillon und ein wenig Gemüse. Nun sucht man einige Testpersonen, die sich gerade erkältet haben. Die Testpersonen werden in zwei Gruppen aufgeteilt. Die eine Versuchsgruppe bekommt täglich eine Tasse Hühnerbrühe. Die andere Versuchsgruppe bekommt jeden Tag eine Brühe, die ähnlich schmeckt, jedoch ohne Huhn zubereitet wurde. Die Testpersonen wissen nicht, welche Brühe sie vorgesetzt bekommen. Anschließend werden die Beschwerden aller Teilnehmer evaluiert. Ist die Gruppe mit der Hühnerbrühe schneller gesund als die andere, scheint das Mittel zu wirken; ist sie nicht schneller beschwerdefrei, wirkt es wahrscheinlich nicht. Bislang hat sich jedoch noch kein Wissenschaftler die Mühe gemacht, eine solche Studie durchzuführen.

DAS IST DIE EIGENTLICHE NACHRICHT:

+++ Eine Tasse heiße Hühnerbrühe tut zweifelsohne gut, wenn man erkältet ist. Ob sich eine Erkältung durch das Löffeln von Hühnerbrühe schneller verscheuchen lässt, wurde nie näher am Menschen untersucht. +++

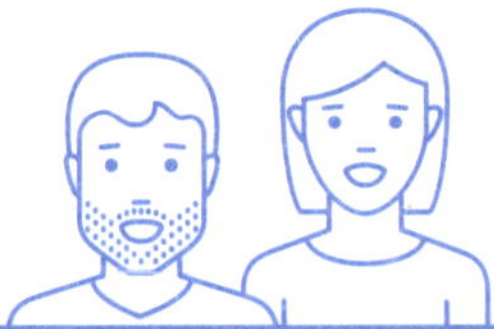

+++ Sie brauchen noch einen Grund, um heute Abend eine gute Flasche Wein zu entkorken? Hier ist er: Paare, die gemeinsam Wein genießen, erleben ihre Partnerschaft glücklicher als Paare mit unterschiedlichem Trinkverhalten. Das zeigt eine Studie amerikanischer Wissenschaftler. +++

HILFT ES DER BEZIEHUNG, ALS PAAR GEMEINSAM EIN GLAS ZU TRINKEN?

Diese Nachricht gründet auf einer Studie der Universität von Michigan mit Menschen, die 1953 oder früher geboren sind. Insgesamt wurden dafür 2767 Personen und ihre Ehepartner zu ihren Alkoholgewohnheiten befragt. So sollten die Teilnehmer der Studie unter anderem angeben, ob sie trinken, an welchen Tagen der Woche sie trinken und wie viele Drinks pro Abend sie konsumieren. Außerdem wurden sie nach der Qualität ihrer Beziehung befragt. Im Durchschnitt waren die Paare 33 Jahre lang verheiratet. Zwei Drittel aller Paare waren nur einmal verheiratet. Im Durchschnitt waren die Frauen 63 Jahre alt und die Männer 64.

Die Studie zeigte, dass Paare mit demselben Trinkverhalten im Allgemeinen angaben, in ihrer Beziehung glücklicher zu sein als Paare, bei denen die Partner nicht das gleiche Trinkverhalten hatten. Dieser Effekt war bei Frauen stärker ausgeprägt. Sie waren glücklicher in ihrer Beziehung, wenn ihr Mann auch Alkohol trank, aber deutlich weniger glücklich, wenn ihr Mann nicht trank. Auffällig war, dass es in Sachen Zufriedenheit offenbar keinen Unterschied gab zu Paaren, bei denen beide nicht tranken. Auch die konsumierte Menge war nicht wichtig.

UM DIESE STUDIE GEHT'S
Birditt K.S., Cranford J.A., Manalel J.A., Antonucci T.C., Drinking Patterns Among Older Couples: Longitudinal Associations With Negative Marital Quality. J Gerontol B Psychol Sci Soc Sci. 2016 Jun 27. pii: gbw073.

Zu den Aussagen dieser Studie muss man einiges anmerken. Zuallererst sind die Unterschiede klein: Paare, die beide trinken, sind etwas glücklicher als Paare, bei denen nur ein Partner trinkt. Außerdem gibt es keinen Unterschied zu Paaren, bei denen beide nicht trinken.

Die Studie wurde mit älteren Paaren durchgeführt, wodurch wir nicht wissen, ob das für alle Paare gilt. Dann wird auch das „gemeinsam" Alkohol Trinken ein wenig vorschnell unterstellt. Dabei wurde in der Studie lediglich gefragt, ob die Menschen Alkohol tranken, und wenn ja, wie viel. Wir wissen also nicht, ob die Paare den Alkohol zusammen oder getrennt voneinander tranken.

Die Frage nach der Qualität ihrer Ehe basierte auf vier negativen Aspekten einer Beziehung: hohe Ansprüche an jemanden stellen, kritisieren, nicht für den anderen da sein, sich über den Partner aufregen. Die

Punktzahl reichte von 1 bis 4. Durchschnittlich lag ein Teilnehmer, der selbst trank, um 0,03 Punkte niedriger, wenn der Partner auch trank. Es ist unklar, ob dieser Unterschied für die Beziehung wichtig ist.

Und schließlich ist dies eine →Beobachtungsstudie. Es wird behauptet, dass es einen Zusammenhang zwischen dem gemeinsamen Alkoholkonsum und dem Wohlfühlfaktor in der Beziehung gibt. Ob dies ursächlich ist, kann die Studie nicht nachweisen.

Diese Studie zeigt, dass Paare, die beide Alkohol trinken, im Durchschnitt weniger negative Aspekte in ihrer Beziehung erfahren als andere Paare. Es wurde nicht untersucht, ob der Alkohol gemeinsam konsumiert wurde.

DAS IST DIE EIGENTLICHE NACHRICHT:

+++ Ältere Paare, die beide Alkohol trinken oder beide nicht trinken, erfahren im Durchschnitt weniger negative Aspekte in ihrer Beziehung als Paare, bei denen nur einer der Partner Alkohol trinkt und der andere nicht. Allerdings sind die Unterschiede sehr klein, und es bleibt unklar, ob sie überhaupt eine Bedeutung haben. +++

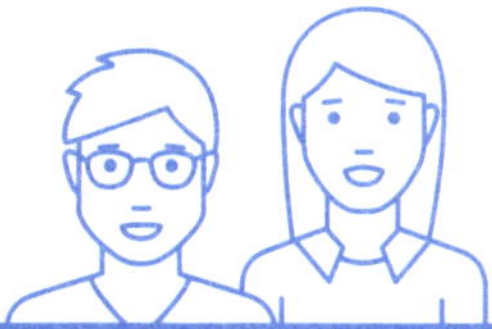

+++ Dass langes Stillsitzen unserer Gesundheit nicht zuträglich ist, wurde bereits mehrfach aufgezeigt. Es soll das Risiko für →Adipositas, Herz-Kreislauf-Erkrankungen und Diabetes erhöhen. Hin und wieder kurz aufstehen soll besser sein als länger am Stück stehen, suggeriert nun eine neue Studie. +++

SOLLTEN WIR ÖFTER KURZ VOM SCHREIBTISCH AUFSTEHEN?

Wissenschaftler aus Glasgow und Kuwait versuchten in einer kleinen →Interventionsstudie herauszufinden, ob häufiges Aufstehen den Kalorienverbrauch sowie einige Blutwerte (Zucker, Fett und Insulin) beeinflusst. Zehn Männer mit Übergewicht nahmen an Versuchseinheiten teil, in denen sich Stillsitzen und Stehen abwechselten. Die Studie wurde in einer Laborumgebung durchgeführt. Jede Einheit dauerte acht Stunden.

In einer Gruppe sollten Männer 15 Minuten sitzen und dann 15 Minuten stehen. In einer weiteren Gruppe sollten die Männer öfter abwechselnd eine halbe Minute sitzen und anderthalb Minuten stehen. In der Kontrollgruppe saßen die Männer acht Stunden still.

Vor dem Beginn jeder Versuchseinheit und jeder Stunde wurde Blut abgenommen und der Energieverbrauch gemessen. In den Versuchseinheiten, in denen häufig aufgestanden werden sollte, verbrauchten die Teilnehmer die meiste Energie, gefolgt von der Einheit, in der man abwechselnd 15 Minuten still sitzen und 15 Minuten stehen sollte. Dabei wurde vor allem die Fettverbrennung angeregt. Bei den Blutwerten war kein Unterschied in den verschiedenen Versuchseinheiten festzustellen.

Auf Grundlage ihrer Studie schlossen die Forscher, häufig aufzustehen und nur eine kurze Zeitspanne aufrecht zu stehen sei besser als seltener aufzustehen und dann über einen längeren Zeitraum stehen zu bleiben.

UM DIESE STUDIE GEHT'S
Hawari N.S., Al-Shayji, I., Wilson J., & Gill J.M. (2016). Frequency of Breaks in Sedentary Time and Postprandial Metabolic Responses. Medicine and science in sports and exercise, 48(12), 2495-2502.

Bei dieser Studie handelt es sich um ein interessantes Experiment, doch die Ergebnisse lassen sich nicht direkt auf die Praxis übertragen. Die letzte Versuchseinheit, bei der die Teilnehmer sehr häufig zwischen Sitzen und Stehen wechseln sollten, erinnert mehr an ein Workout als an eine realistische Arbeitssituation.

Es ist daher auch naheliegend, dass der Energieverbrauch dabei am höchsten war. Innerhalb von acht Stunden mussten die Teilnehmer gleich 160 Mal aufstehen (und sich genauso oft wieder hinsetzen). Auch in der Einheit, in der 15 Minuten Sitzen mit 15 Minuten

Stehen abgewechselt werden sollten, wurde mehr Energie verbraucht.

Den Berechnungen der Forscher zufolge würde dies über einen Zeitraum von vier Wochen zu einem Gewichtsverlust von 1,2 Kilo führen können – im Vergleich zu acht Stunden Stillsitzen täglich. Auch andere Studien zeigen, dass ein regelmäßiger Wechsel zwischen Sitzen und Stehen einen bescheidenen positiven Effekt auf den Energieverbrauch hat. Wiederum andere Studien haben auch einen Effekt von abwechselndem Sitzen und Stehen auf die Blutzuckerwerte aufgezeigt, der sich in dieser Studie nicht bestätigt hat. Selbstverständlich darf man nicht vergessen, dass an dieser Studie lediglich zehn Männer teilnahmen, die jede Versuchseinheit nur einmal durchgeführt haben. Länger andauernde Studien mit einer größeren und vielfältigeren Teilnehmergruppe könnten klären, wie viele Bewegungspausen optimal wären.

DAS IST DIE EIGENTLICHE NACHRICHT:

+++ So oft wie möglich zwischen Sitzen und Stehen zu wechseln hat einen positiven Effekt auf unseren Energieverbrauch. In welchem Maße dies unser Gewicht und das Risiko der Erkrankung an Zivilisationskrankheiten beeinflusst, zeigt diese Studie nicht. Frühere Studien weisen jedoch auf einen positiven Effekt hin. +++

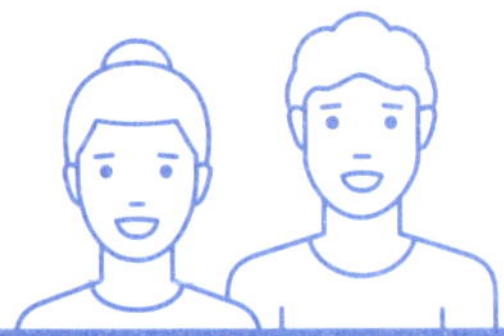

+++ In den neuen britischen Empfehlungen für gesunde Ernährung gibt es keine Beschränkungen mehr, wie viele Eier man essen darf. Die Deutsche Gesellschaft für Ernährung empfiehlt, nicht mehr als zwei bis drei Eier pro Woche zu verzehren. Wie viele Eier darf man denn jetzt eigentlich zu sich nehmen? +++

WIE VIELE EIER PRO WOCHE SIND GESUND?

In den Sechzigerjahren des vorigen Jahrhunderts behaupteten die Wissenschaftler auf Grundlage ihres damaligen Wissensstands, eine hohe Cholesterinzufuhr lasse den Blut-Cholesterinspiegel ansteigen. Daraufhin bekamen alle Nahrungsmittel, die viel Cholesterin enthalten, ein negatives Image. Die Behauptung, Eier seien schlecht für die Gesundheit, war in der Welt.

Mittlerweile weiß man, dass die Menge an Cholesterin, die man über die Nahrung aufnimmt, nur einen geringen Einfluss auf den Blut-Cholesterinspiegel hat. Der Einfluss gesättigter Fette ist offenbar viel größer. Daraus ergab sich dann auch die berechtigte Frage, ob

Nahrungsmittel wie Eier, die viel Cholesterin, aber nur wenige gesättigte Fette enthalten, zu Recht auf der schwarzen Liste stehen.

Auf der Grundlage zweier großer →Metaanalysen schließen die Forscher, dass kein Zusammenhang zwischen Eierkonsum und den Risiken für Schlaganfälle und Herz-Kreislauf-Erkrankungen vorliegt. Ein Ei pro Tag sollte den Analysen zufolge keinen negativen Einfluss haben. Das galt jedoch nicht für Diabetes-Patienten, bei denen möglicherweise sehr wohl ein Zusammenhang zwischen hohem Eierkonsum und der Wahrscheinlichkeit einer Herz-Kreislauf-Erkrankung besteht. Außerdem ist unklar, ob es einen Zusammenhang zwischen hohem Eierkonsum und der Entstehung einer Diabeteserkrankung gibt. Neuere Studien geben dazu keinen Aufschluss. Auf Grundlage einer Metaanalyse von Studien zum Zusammenhang zwischen Eierkonsum und Diabetes schlussfolgern die Wissenschaftler, dass mehr als drei Eier pro Woche möglicherweise das Diabetesrisiko erhöhen. Dieser Zusammenhang wurde jedoch nur in amerikanischen und nicht in asiatischen oder europäischen Studien aufgezeigt. Es ist auch nicht klar, ob diese Ergebnisse auch für Menschen mit einem erblich bedingten hohen Blut-Cholesterinspiegel gelten. Dieser hypersensible Personenkreis nimmt vergleichsweise viel Cholesterin aus der Nahrung auf. Auf Grundlage der Ergebnisse neuer Studien aus Finnland geht man davon aus, dass auch in diesem Fall kein Zusammenhang zwischen Eierkonsum und Herz-Kreislauf-Erkrankungen besteht. Ein wichtiger Schwachpunkt in dieser Studie ist, dass die Zahl hypersensibler Personen, die in die Studie aufgenommen wurden, zu klein ist, um die Ergebnisse zu verallgemeinern.

Eier enthalten tatsächlich viel Cholesterin (ungefähr 200 Milligramm pro Ei), aber zugleich sind sie auch eine gute und preiswerte Quelle für Eiweiß, B-Vitamine, Vitamin A und D sowie für Mineralien wie Selen, Eisen und Zink. Gesunde Menschen können täglich ein Ei essen, ohne damit das Risiko für Herz-Kreislauf-Erkrankungen zu erhöhen. Dabei muss jedoch auch die Menge an Eiern berücksichtigt werden, die in Lebensmitteln verarbeitet werden. Je nach Ernährungsgewohnheiten können das leicht ein bis zwei Eier pro Woche sein. Mehr als ein Ei pro Tag wird nicht empfohlen.

UM DIESE STUDIE GEHT'S
www.iamafoodie.nl/hoe-gezond-eieren-nu-eigenlijk.

Solange nicht mehr Klarheit herrscht, sollten Diabetes-Patienten und Personen mit einem zu hohen Cholesterinspiegel den Konsum von Eiern am besten auf maximal drei Eier pro Woche einschränken.

DAS IST DIE EIGENTLICHE NACHRICHT:

+++ Eier haben zu Unrecht ein schlechtes Image. Als Bestandteil einer gesunden Ernährung können Sie ein Ei pro Tag essen, ohne das Risiko für Herz-Kreislauf-Erkrankungen zu erhöhen. Diabetes-Patienten und Personen mit einem zu hohen Blut-Cholesterinspiegel beschränken sich am besten auf höchstens drei Eier pro Woche. +++

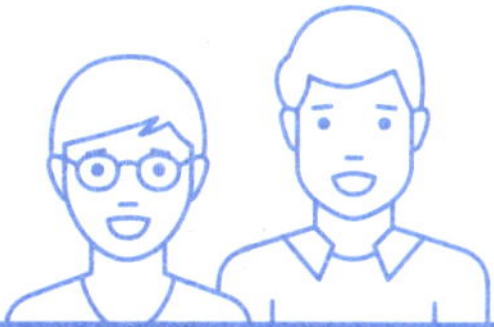

+++ Wer über 50 ist, sollte sich mehrfach pro Woche körperlich anstrengen. So lassen sich Gedächtnis und Denkvermögen verbessern, auch wenn beides bereits feststellbar nachgelassen hat. Das behaupten australische Wissenschaftler. +++

FÖRDERT BEWEGUNG AUCH DIE GEISTIGE FITNESS?

Australische Forscher stellten alle →randomisierten kontrollierten Studien zusammen, bei denen die Teilnahme an Trainingsprogrammen mit einem inaktiven Lebensstil verglichen wurde. Die Testpersonen waren über 50 Jahre alt und wohnten zu Hause. Vor und nach den Trainingseinheiten wurden sie →kognitiv – also unter anderem auf Gedächtnis, Konzentration – getestet.

Insgesamt lagen den Forschern 39 Studien vor, auf deren Basis sie eine →Metaanalyse durchführten: Sie teilten die Befragten in Kategorien ein, und zwar je nach dem Typ ihrer Übungen, der Dauer, der Intensität und der Anzahl der Trainingseinheiten. Die erhobenen Daten verglichen sie mit den Ergebnissen der kognitiven Tests (Kurz- und Langzeitgedächtnis, Aufmerksamkeit, Konzentration) zu Beginn und am Ende der Studie. Alle Bewegungsprogramme hatten einen günstigen Effekt auf die kognitiven Funktionen – mit Ausnahme von Yoga –, wie sich herausstellte.

Sowohl aerobes Kardio- oder Ausdauertraining (Fahrradfahren, Laufen, Schwimmen) wie auch anaerobes Krafttraining (Gymnastik, Fitness) hatten einen günstigen Effekt auf das Gehirn. Gemäßigte und intensive Übungen zeigten eine größere Auswirkung als leichte Übungen. Trainingseinheiten zwischen 45 und 60 Minuten hatten mehr Effekt als kürzere und längere Sitzungen. Alle Gehirnfunktionen zeigten bei aktiven Menschen deutlich bessere Werte als bei den Menschen in den inaktiven Kontrollgruppen. Beteiligten sich die Teilnehmer aus den Kontrollgruppen jedoch an sozialen Aktivitäten, schwand dieser Unterschied deutlich. Die Forscher schlossen aus ihrer Studie, dass regelmäßige körperliche Bewegung – sowohl Ausdauer- als auch Krafttraining – in Trainingseinheiten von mindestens 45 Minuten einen günstigen Einfluss auf die Gehirnfunktionen haben.

UM DIESE STUDIE GEHT'S
Northey J.M., Cherbuin N., Pumpa K.L., u.a., Exercise interventions for cognitive function in adults older than 50: a systematic review with meta-analysis. British Journal of Sports Medicine. Online veröffentlicht am 24. April 2017.

Es ist keine Überraschung, dass regelmäßige Bewegung gut für die körperliche Verfassung ist. Weniger bekannt ist, dass sie auch dem Gehirn guttut. Bewegung verbessert die Blutversorgung des Gehirns, und das kommt den Hirnfunktionen und der Konzentration zugute. Es ist jedoch nicht klar, wie häufig und wie lange pro Woche man für einen spürbar günstigen Effekt trainieren müsste. Britischen Richtlinien zufolge sollten wir uns mindestens 150 Minuten pro Woche bewegen, die möglichst durch Kraftübungen an zwei oder mehr Tagen ergänzt werden sollten. Es gibt noch andere Methoden, um das Gehirn (und alle anderen Organe) länger gesund zu halten: nicht rauchen, mäßig trinken, gesund essen und das Körpergewicht unter Kontrolle halten.

DAS IST DIE EIGENTLICHE NACHRICHT:

+++ Regelmäßige Bewegung hat bei Menschen über 50 Jahren eine positive Auswirkung auf kognitive Funktionen wie Gedächtnis, Aufmerksamkeit und Konzentration. Das gilt selbst dann, wenn diese kognitiven Funktionen beim Start weniger optimal waren, wie australische Forscher feststellten. Empfehlenswert ist eine Kombination aus aeroben Übungen wie Laufen, Spaziergehen, Schwimmen, Radfahren und Kraftübungen wie Fitness, Gymnastik. +++

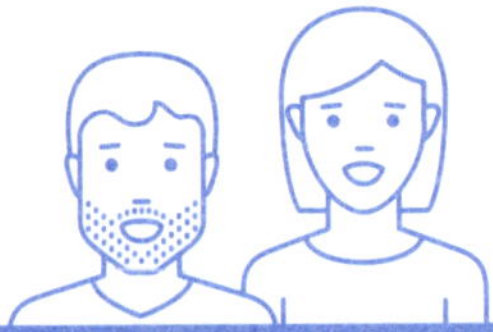

+++ Ein Hund ist ein idealer Gefährte für Senioren, denn das Tier verpflichtet sie zu täglichen Spaziergängen. Hunde halten deshalb Herrchen und Frauchen fit, wie eine neue britische Studie besagt. +++

HÄLT EIN HUND SENIOREN FIT UND GESUND?

Insgesamt 85 Senioren – 43 von ihnen waren Hundebesitzer, 42 ohne Hund –, führten im Rahmen einer Studie drei Wochen lang ein Tagebuch und trugen dafür eine Uhr mit Schrittzahlmesser. Im Durchschnitt waren die Teilnehmer 70 Jahre alt, zwei Drittel von ihnen waren weiblich, und im Durchschnitt hatten sie eine leichte Neigung zum Übergewicht. Die Wissenschaftler, die die Daten analysierten, wussten nicht, welche Teilnehmer einen Hund hatten und welche nicht.

Hundehalter machten im Durchschnitt 2762 Schritte täglich mehr als diejenigen ohne Hund. Dadurch schafften die meisten (87 Prozent) von ihnen die empfohlenen 150 Minuten körperliche Aktivität pro Woche, während weniger als die Hälfte (47 Prozent) derjenigen ohne Hund das umsetzen konnten. Die Forscher schlussfolgerten, dass sich Senioren mit einem Hund mehr bewegen.

Es handelt sich hierbei um eine kleine Studie. Menschen brauchen nicht unbedingt einen Hund, um sich ausreichend zu bewegen. Da ein Hund täglichen Auslauf braucht, zwingt er Hundehalter jedoch, aus dem Sessel zu kommen. Es war zu erwarten, dass Hundebesitzer dadurch durchschnittlich mehr Schritte pro Tag machen.

UM DIESE STUDIE GEHT'S
Dall P.M., Ellis S.L.H., Ellis B.M., u.a., The influence of dog ownership on objective measures of free-living physical activity and sedentary behaviour in community-dwelling older adults: a longitudinal case-controlled study. bmc Public Health. Online veröffentlicht am 9. Juni 2017.

DAS IST DIE EIGENTLICHE NACHRICHT:

+++ Senioren mit einem Hund sind aktiver, findet diese kleine Studie. Verallgemeinern kann man das nicht, denn ohne Hund kann man genauso aktiv oder noch aktiver sein. Doch ein Vierbeiner hilft Menschen, aus dem Haus zu kommen. In dieser Studie machen Hundehalter fast 3000 Schritte mehr am Tag. +++

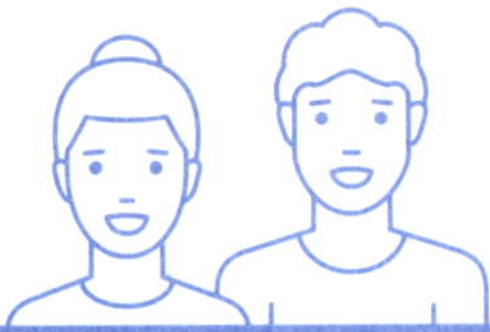

+++ Staubmasken oder Mundkappen können einen guten Schutz gegen Feinstaub bieten. Das ist zumindest auf verschiedenen Webseiten zu lesen, die diese Masken zum Kauf anbieten. Eine Maske, die europäischen Qualitätsanforderungen entspricht, filtert demnach mindestens 94 Prozent der Feinstaubteilchen. +++

VERHINDERN MUNDMASKEN DAS EINDRINGEN VON FEINSTAUB?

Der Verkauf von Staubmasken und Mundkappen steigt. In stark verschmutzten asiatischen Städten hat sich das Tragen einer Mundkappe bereits eingebürgert. Auch in Europa wird versucht, einen Trend daraus zu machen. Ziel einer solchen Maske ist, stark verschmutzte Luft zu filtern, damit kleine schwebende Staubteilchen nicht eingeatmet werden können.

Feinstaub mit einem Durchmesser unter 2,5 Mikrometer nennt man PM2,5. Er kann tief in die Lunge eindringen und auf Dauer starke Auswirkungen auf die Gesundheit haben. Ist man PM2,5 ausgesetzt, steigt das Risiko für Herzinfarkt, Schlaganfall, Lungenkrebs, genau wie für Entwicklungsstörungen bei Kindern und Wachstumsrückstände bei Embryos. Die Weltgesundheitsorganisation WHO warnte in den letzten Jahren mehrmals vor den schweren gesundheitlichen und finanziellen Folgen der Feinstaubbelastung: Aufgrund der Luftverschmutzung durch Feinstaub verkürzt sich die durchschnittliche Lebenserwartung aller Menschen in der EU um 8,6 Monate, in Deutschland um 10,2 Monate. In Großstädten sind die Auswirkungen höher als auf dem Land.

Feinstaub macht Angst. Eine Mundschutzmaske – mit extra Staubfilter oder ohne – vermittelt zumindest den Eindruck, man würde weniger Feinstoff einatmen. Einige Produzenten behaupten sogar, ihre Masken würden 94 bis 99 Prozent des Feinstaubs filtern.

Mundschutzmasken werden unter Laborbedingungen getestet, dort halten sie tatsächlich mindestens 94 Prozent des Feinstaubs ab, der größer als 0,3 Mikrometer ist. In einem Labortest schließen die Masken komplett ab, was in der Realität unmöglich ist. Eine Mundmaske passt nie perfekt auf das Gesicht: Es gibt immer Lecks, durch die Luft zwischen Maske und Kopf gelangt und ungefiltert eingeatmet wird.

UM DIESE STUDIE GEHT´S
www.vogmask.com.

Die Luft geht sogar vorzugsweise durch Lecks, weil dies der Weg des geringsten Widerstands ist. Wer eine Mundschutzmaske trägt, atmet vor allem Luft an der Maske entlang ein. Dadurch sinkt die Filterfunktion der Mundschutzmaske drastisch im Vergleich zu den Masken im Labortest. Außerdem gelangen schädliche Gase wie Schwefeldioxid und Stickstoffoxide einfach durch den Filter.

In Asien wurden die Auswirkungen des Tragens einer Mundschutzmaske bei Herzpatienten in Peking in realen Situationen getestet, und die Ergebnisse waren sehr fraglich. Die Träger fühlten sich subjektiv besser: Sie waren weniger beunruhigt. Der Effekt auf die Gesundheit war jedoch minimal.

DAS IST DIE EIGENTLICHE NACHRICHT:

+++ Es hat wenig Sinn, in stark verschmutzter Luftumgebung eine Mundschutzmaske zu tragen. Das Ziel, möglichst wenig Feinstaub einzuatmen, kann durch solche Masken kaum erreicht werden, da sie keinen luftdichten Abschluss zum Gesicht bieten. Verschmutzte Luft kann trotzdem zwischen Gesicht und Maske hindurchziehen. +++

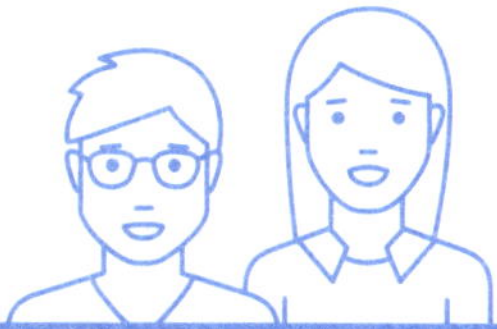

+++ Gute Nachrichten für alle, die während der Woche viel zu viel zu tun haben, um sich auch noch sportlich zu betätigen: Es reicht vollkommen, nur am Wochenende Sport zu treiben – fünfmal pro Woche eine halbe Stunde müssen nicht sein, das wollen britische Wissenschaftler herausgefunden haben. +++

REICHT ES, SICH NUR AM WOCHENENDE ZU BEWEGEN?

Britische Forscher untersuchten den Zusammenhang zwischen sportlicher Aktivität und Todesursachen. Dazu verwendeten sie die Daten von 63 591 Erwachsenen über 40 Jahre, wobei das Durchschnittsalter 58,6 Jahre betrug. Gesammelt wurden diese Daten 1994 und 2012 bei Gesundheitsumfragen in England und Schottland. In den Erhebungen wurde detailliert nach körperlichen Aktivitäten und Sport gefragt. Die Teilnehmer wurden anschließend in vier Kategorien unterteilt: inaktiv, zu wenig aktiv (weniger als 150 Minuten pro Woche mäßig intensive oder 75 Minuten sehr intensive Bewegung), Wochenendsportler (nur am Wochenende mindestens

150 Minuten mäßig intensive oder 75 Minuten sehr intensive Bewegung) und regelmäßig aktiv (150 Minuten mäßig intensive oder 75 Minuten sehr intensive Bewegung, drei- bis viermal pro Woche). Dazu wurden der sozioökonomische Status, Größe und Gewicht erhoben.

Im Laufe der Folgeperiode starben 8802 Versuchspersonen, darunter 2780 an Herz-Kreislauf-Erkrankungen und 2526 an Krebs. Im Vergleich zur inaktiven Gruppe sank das Sterberisiko um 34 Prozent bei den wenig Aktiven, um 30 Prozent bei den am Wochenende Aktiven und um 35 Prozent bei den regelmäßig Aktiven. Betrachtete man ausschließlich die Sterblichkeit aufgrund von Herz-Kreislauf-Erkrankungen, sank das Risiko um durchschnittlich 40 Prozent für alle drei aktiven Gruppen verglichen mit der sitzenden Gruppe. Bei der Todesursache Krebs fand sich keine Risikoreduzierung für Sportler, die nur am Wochenende aktiv sind, wohl aber für die anderen aktiven Gruppen.

Die Wissenschaftler schließen daraus, dass körperliche Aktivität mit mäßiger Intensität (leichtes Schwitzen) ausreicht, um das Sterberisiko zu mindern. Dabei ist es unerheblich, ob man nun ein- oder zweimal pro Woche Sport treibt, die empfohlenen 150 Minuten schafft oder nur am Wochenende sportlich aktiv ist. Alles ist offenbar besser, als gar keinen Sport zu treiben!

Es handelt sich um eine groß angelegte Studie, die sich auf verlässliche Datenbanken stützt und von professionellen Interviewern zusammengetragen wurde. Die Fragen zu den körperlichen Aktivitäten bezogen sich jedoch auf einen Zeitraum von vier Wochen vor der

Umfrage und basieren auf dem, was die Teilnehmer selbst berichten. Sie sind somit subjektiv. Die Bewegungsmuster der Teilnehmer können sich in den Folgejahren verändert haben. Bei der Gruppe, die nur am Wochenende Sport treibt, handelte es sich um eine kleine Minderheit, nämlich nur 3,9 Prozent aller Teilnehmer. Das erhöht die Wahrscheinlichkeit falscher Interpretationen für diese Gruppe.

UM DIESE STUDIE GEHT'S
O'Donovan G., Lee I., Hamer M., u.a., Association of „Weekend Warrior" and Other Leisure Time Physical Activity Patterns With Risks for All-Cause, Cardiovascular Disease, and Cancer Mortality. jama Internal Medicine. Online veröffentlicht am 9. Januar 2017.

Die Studie kann keinen ursächlichen Zusammenhang aufzeigen: Es gibt auch andere Erklärungen, weswegen Menschen, die körperlich aktiv sind, länger leben. So rauchen sie möglicherweise weniger. Umgekehrt befinden sich in der inaktiven Gruppe auch mehr kranke Menschen, die aufgrund ihrer Krankheit keinen Sport treiben können. Bezüglich der Krebserkrankungen achtete man nur auf diejenigen, die an der Krankheit starben, und nicht darauf, wie viele Krebserkrankungen es insgesamt gab. Hierbei kann die begrenzte Gruppe (nur 3,9 Prozent) eine Rolle gespielt haben.

DAS IST DIE EIGENTLICHE NACHRICHT:

+++ Es ist schwierig, auf Grundlage der Studie zu sagen, ob sportliche Betätigung am Wochenende genauso gesund ist wie regelmäßiger Sport. Die Studie zeigt, dass Menschen, die körperlich aktiv sind, eine geringere Wahrscheinlichkeit haben, vorzeitig zu sterben, als inaktive Menschen. Das war aber bereits bekannt. +++

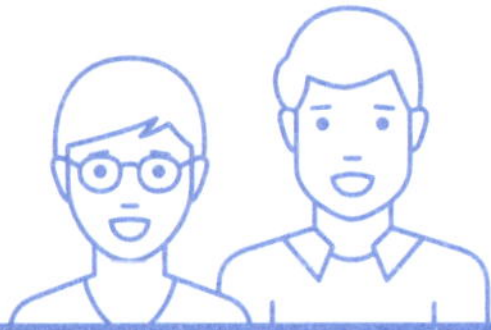

+++ Der positive Effekt von Sport und Bewegung kommt nicht nur bei der Brustkrebsprävention zum Tragen. Es ist auch wissenschaftlich erwiesen, dass Bewegung das Rückfallrisiko senkt. +++

IST BEWEGUNG DAS BESTE MITTEL GEGEN EINEN RÜCKFALL NACH BRUSTKREBS?

Kanadische Wissenschaftler sammelten alle Studien, in denen untersucht wurde, wie sich der Lebensstil von Frauen auf das Rückfallrisiko nach einer Brustkrebserkrankung auswirkt. Die Ergebnisse analysierten die Forscher in einer Übersichtsstudie. Dabei waren Studien über die Auswirkungen von Rauchen, Alkoholkonsum, Gewicht, Ernährung und Sport. Die Analyse der Forscher ergab, dass Bewegung das wichtigste Mittel ist, um einem Rückfall nach einer Brustkrebserkrankung vorzubeugen.

Das Risiko, bei einem Rückfall an Brustkrebs zu sterben, sinkt um 40 Prozent, wenn sich Frauen mindestens 150 Minuten pro Woche mit mäßiger Intensität bewegen. Die Auswirkungen des Körpergewichts sind etwas weniger eindeutig: Wer nach einer Brustkrebsbehandlung nicht mehr als 10 Prozent zunimmt, soll eine etwas verbesserte Überlebenschance haben – das gilt jedoch nicht für Frauen, die schon bei der Diagnose mit Übergewicht zu kämpfen hatten. Frauen, die nach der Brustkrebsbehandlung weiterhin rauchen, sterben um 72 Prozent häufiger durch einen Brustkrebsrückfall als Frauen, die nie geraucht haben. Welchen Effekt ein Rauchstopp auf das Rückfallrisiko hat, ist allerdings unklar. Das Rauchen einzustellen ist natürlich immer gut, denn es verringert das Risiko, an anderen Krebsarten zu erkranken, etwa an Lungen- und Blasenkrebs. Es gibt keinen nachweisbaren Effekt von gesunder Ernährung oder Alkohol auf das Rückfallrisiko nach Brustkrebs. Die Wissenschaftler schließen daraus, dass körperliche Bewegung die beste Möglichkeit ist, einen Rückfall nach einer Brustkrebserkrankung zu vermeiden.

Dass körperliche Bewegung das Brustkrebsrisiko günstig beeinflusst, auch bei Frauen, die noch nicht an Brustkrebs erkrankt waren, ist bekannt. Da scheint es auch logisch, dass Bewegung das Rückfallrisiko vermindert, doch dagegen gibt es einige Einwände. Frauen, die regelmäßig Sport treiben, leben in der Regel auch gesünder: Ihr Alkohol- und Nikotinkonsum ist geringer, sie haben häufiger ein gesundes Körpergewicht, und sie

UM DIESE STUDIE GEHT'S
Hamer J., Warner E., Lifestyle modifications for patients with breast cancer to improve prognosis and optimize overall health. Canadian Medical Association Journal. Online veröffentlicht am 21. Februar 2017.

essen gesünder. Es ist unmöglich, Bewegung als einzigen Faktor daraus zu isolieren. Außerdem muss dazu gesagt werden, dass nicht alle Frauen nach einer Brustkrebserkrankung sportlich aktiv sein können. Manche Frauen leiden beispielsweise unter der Einnahme von Präventivmedikamenten, die sehr vielen ehemaligen Brustkrebspatientinnen verschrieben werden.

Wenn nur die Frauen, die sich gut fühlen, Sport treiben, gehen wir hier möglicherweise von einer ausgewählten Gruppe an Frauen aus, denen es ohnehin insgesamt schon besser geht. Wer nicht weiß, wie man nach einer Brustkrebserkrankung am besten in Bewegung kommt, kann sich zum Beispiel an die Deutsche Krebshilfe wenden. Dort gibt es Tipps und Adressen in Sachen Sportprogramme für Frauen (und Männer) mit einer Brustkrebsvergangenheit, die unter Müdigkeit, Lymphödemen und anderen Beschwerden leiden.

DAS IST DIE EIGENTLICHE NACHRICHT:

+++ Frauen, die eine Brustkrebserkrankung überlebt haben, wollen häufig etwas an ihren Lebensgewohnheiten ändern, um einen Rückfall zu vermeiden. Das beste Mittel ist, regelmäßig Sport zu treiben, denn dadurch verringert sich das Rückfallrisiko. +++

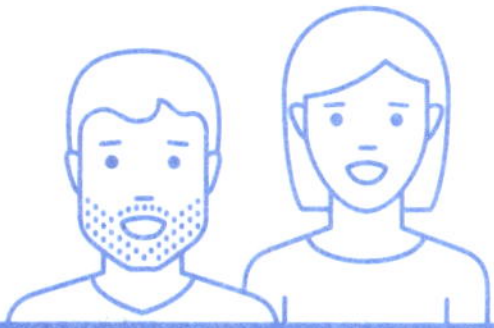

+++ Jedes Glas Alkohol ist potenziell gefährlich. Mehr als zehn Gläser pro Woche sind zu viel. Alkohol sollte geächtet werden, genau wie Zigaretten. Das sind einige der Meldungen, mit denen wir in den Medien konfrontiert werden. +++

IST EIN GLAS BIER ODER WEIN PRO TAG SCHON UNGESUND?

Im November 2016 präsentierte der belgische Verband für Alkohol- und andere Drogenprobleme (vad) eine neue Richtlinie zum Alkoholkonsum. Die Empfehlung lautete: „Alkohol ist ein schädlicher Stoff. Um die Risiken des Alkoholkonsums einzuschränken, sollte man nicht mehr als zehn Standardgläser pro Woche trinken." Kurz zuvor hatte der niederländische Psychiater René Kahn sein Buch vorgestellt „Op je gezondheid" (Auf Ihre Gesundheit). Seiner Ansicht nach ist jedes Glas Alkohol potenziell gefährlich. Bei vorsichtiger Abwägung der in der Literatur beschriebenen Wirkungen verschiedener Alkoholmengen hält die Deutsche Gesellschaft für Ernährung eine maximale Alkoholzufuhr von 20 Gramm reinem Alkohol pro Tag bei gesunden

Männern für tolerierbar. Das entspricht etwa einem Viertelliter Wein. Für Frauen gilt die halbe Menge.
Es ist nicht mit Sicherheit zu sagen, ob ein in dieser Weise eingeschränkter Alkoholkonsum gut oder schlecht für die Gesundheit ist. Schließlich ist es unmöglich, eine →experimentelle Studie durchzuführen, bei der man eine große Gruppe von Menschen verpflichtet, jeden Tag ein Glas Bier oder Wein zu trinken, und zu überprüfen, ob sie Dutzende Jahre später gesundheitlich besser oder schlechter abschneiden als Menschen, denen man in der Studie verboten hat, alkoholische Getränke zu sich zu nehmen.

UM DIESE STUDIE GEHT'S
www.vad.be.

Wir müssen uns also mit →Beobachtungsstudien begnügen, bei denen Menschen selbst entscheiden, wie viel sie trinken, und nach eigenem Gutdünken ihren Alkoholkonsum im Laufe der Jahre ändern. Sofern sich aus solchen Studien ableiten lässt, dass es eine Beziehung zwischen Alkoholkonsum und Gesundheit gibt, bleibt die Frage, ob Alkohol darin der einzige verantwortliche Faktor ist. So finden wir unter Menschen, die Alkohol trinken, mehr Raucher. Abstinenzler beschäftigen sich auch in anderen Bereichen viel intensiver mit ihrer Gesundheit. Und Vieltrinker werden manchmal zu Abstinenzlern, nachdem sie mit einem gesundheitlichen Problem konfrontiert worden sind.

In einer systematischen Literaturstudie wurden die Ergebnisse von 156 Studien, die sich auf 116700 Menschen bezogen, in einem Pool zusammengeführt. Die Wissenschaftler fanden einen Zusammenhang zwischen Alkoholkonsum und verschiedenen Krankheiten, darunter eine Reihe von Krebserkrankungen (Hals, Speiseröhre, Dickdarm, Leber und Brust). Diesen Zusammenhang gab es auch bei Menschen, die nur wenig Alkohol tranken. Aus der Studie ging auch hervor, dass ein eingeschränkter Alkoholkonsum einen schützenden Effekt auf das Herz hat.

Zwei neuere amerikanische Studien, die sich auf die Befragung von 135 000 Probanden stützen, zeigen ähnliche Ergebnisse. Daraus geht hervor, dass Personen, die ein bis zwei Gläser Alkohol pro Tag trinken, im Vergleich zu Abstinenzlern ein leicht erhöhtes Risiko (2 bis 5 Prozent höher) haben, an Krebs zu erkranken. Dieses erhöhte Risiko gab es jedoch nicht bei Männern, die nie geraucht hatten. Das legt nahe, dass ein mäßiger Alkoholkonsum vielleicht doch nicht allein ausreicht, um Krebs zu verursachen.

DAS IST DIE EIGENTLICHE NACHRICHT:

+++ Wissenschaftlich ist nicht mit Sicherheit nachzuweisen, ob es für unsere Gesundheit gut, schädlich oder neutral ist, ein Glas Alkohol pro Tag zu konsumieren. Beobachtungsstudien zeigen, dass ein mäßiger Alkoholkonsum zwar eine schützende Wirkung auf das Herz hat, aber ein erhöhtes Krebsrisiko birgt. Der letztendliche Effekt auf die Gesundheit lässt sich nicht beurteilen. +++

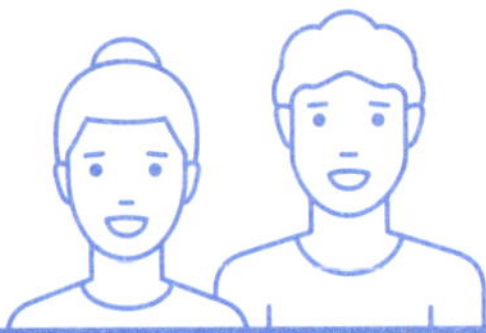

+++ Wir schlucken womöglich zu viele Antidepressiva. Bei leichten und mäßigen Depressionen nutzen sie wenig. Trotzdem ist ein abruptes Absetzen nicht sinnvoll, warnen Experten. +++

WIE GEFÄHRLICH IST ES, ANTIDEPRESSIVA PLÖTZLICH ABZUSETZEN?

Patienten, die aufgrund negativer Berichte in den Medien die Einnahme von Antidepressiva lieber einstellen möchten, sollten dies nur in Absprache mit ihrem behandelnden Arzt tun. Die Dosis muss allmählich abgebaut werden, sonst treten Entzugserscheinungen auf. Das gilt bereits nach einer „kurzen" Einnahmephase von sechs bis acht Wochen, für die neusten Produkte genau wie für Medikamente der älteren Antidepressiva-Generation. Wer eine Behandlung mit Antidepressiva abrupt unterbricht, kann unter Gleichgewichtsstörungen, Kopfschmerzen, Übelkeit, Reizbarkeit, Schlafstörungen, Herzklopfen und Muskelkrämpfen leiden. Das geschieht in unterschiedlicher Ausprägung und ist von der persönlichen Konstitution abhängig. Es ist in solchen Fällen nicht immer leicht zu klären, ob es sich um eine neue depressive Episode handelt oder um Entzugserscheinungen von Antidepressiva. Ebenso wenig ist vorhersehbar, wie lange die unangenehmen Symptome dauern werden – ein bis zwei Wochen sind durchaus möglich. Wirklich gefährlich ist ein abruptes Einstellen der Medikamenteneinnahme selten, auch wenn bereits berichtet wurde, dass in einigen Fällen eine Manie auftrat.

UM DIESE STUDIE GEHT'S
www.gezondheidsweb.eu/depressie/het-plotsstoppen-met-antidepressiva-kan-ernstige-medische-problemen-veroorzaken.

Es fällt schwer, Studien zu Entzugserscheinungen nach Einnahme (und Absetzen) von Antidepressiva durchzuführen, umso mehr, als es sich um vage gesundheitliche Beschwerden handelt, die so oder ähnlich auch schon bei Einnahme von →Placebos beobachtet wurden. Nachfragen bei Patienten haben ergeben, dass die Intensität dieser Entzugserscheinungen stark schwanken kann. Ein allmählicher Abbau der Dosis hilft, ist aber keine Garantie dafür, dass diese Erscheinungen nicht auftreten. Ebenso wenig besteht Einigkeit über die Dauer der Ausschleichperiode.

DAS IST DIE EIGENTLICHE NACHRICHT:

+++ Mit der Einnahme von Antidepressiva zu starten ist eine Sache, damit aufzuhören eine andere. Am besten setzt man diese Medikamente nur in Absprache mit dem behandelnden Arzt ab, um das Risiko unerwünschter Entzugserscheinungen möglichst klein zu halten. +++

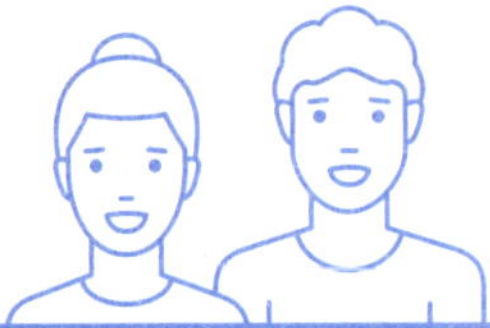

+++ Die WHO stellt Honig genau wie Haushaltszucker in die Reihe der Zuckerarten, mit denen man am besten möglichst sparsam umgeht. Zu Unrecht, sagen manche, schließlich sei Honig ein Naturprodukt. +++

IST HONIG GESÜNDER ALS ZUCKER?

Fakt ist: Honig ist ein natürlicher Süßstoff, den Bienen aus dem Nektar von Blüten herstellen. Zunächst sammeln die Tierchen dazu Nektar ein, den sie später weiterverarbeiten und zur Reifung in Honigwaben einlagern. Durch Schleudern oder Pressen entfernen Imker den Honig aus den Waben. Zum Schluss kann der süße Stoff gefiltert werden, um eventuelle Verunreinigungen zu beseitigen. Honig darf laut EU-Verordnung keine zugesetzten Stoffe enthalten.

Honig besteht zu 80 Prozent aus sogenannten Einfachzuckern, im Wesentlichen aus den Bestandteilen Fruktose und Glukose. Außerdem enthält Honig noch geringe Mengen an Proteinen, Vitaminen, Mineralien und bioaktiven Stoffen wie Antioxidantien und Enzymen. Die Zusammensetzung kann durch den Einfluss verschiedener Umweltfaktoren variieren, sie ist zum Beispiel anhängig von der besuchten Blütensorte und der Verarbeitungsmethode.

Honig werden allerlei gesundheitsfördernde Eigenschaften zugeschrieben. Unter anderem soll er vor Krebs, Diabetes, Herz-Kreislauf-Erkrankungen, Darmleiden und neurologischen Störungen schützen.

Wie Haushalts- oder Kristallzucker besteht Honig hauptsächlich aus Einfachzuckern. Unser Körper nimmt diese Einfachzucker schnell auf. Dabei ist es egal, ob sie von weißem oder braunem Zucker stammen oder von Honig. Der glykämische Index (ein Maß für die Geschwindigkeit, mit der ein Zucker vom Körper aufgenommen wird) variiert und liegt zwischen 55 und 80, je nach Honigtyp. Der glykämische Index von weißem Zucker liegt ungefähr bei 65. Ein hoher Zuckerkonsum erhöht außerdem die Wahrscheinlichkeit, an Übergewicht und Zahnkaries zu leiden.

UM DIESE STUDIE GEHT'S
www.honinggezond.nl/honing-of-suiker.

Neben Einfachzuckern enthält Honig auch eine kleine Menge an Proteinen, Vitaminen und Mineralien. Allerdings sind diese Mengen so gering, dass sie keine Rolle bei unserer Ernährung spielen. Die gesundheitsfördernden Eigenschaften des Honigs werden den bioaktiven Stoffen zugeschrieben. Studien zu diesem Aspekt sind jedoch nicht überzeugend, da sie meist bislang an Tieren oder an lebenden Zellen durchgeführt wurden. Die Ergebnisse solcher Untersuchungen lassen sich nicht ohne Weiteres auf den Menschen übertragen.

Daneben gibt es auch einige Studien, in die Menschen einbezogen wurden. Leider ist die Qualität der Analysen häufig nicht gut. Entweder war die Zahl der Versuchspersonen zu klein oder die Dauer der Studie zu kurz, sodass kaum aussagekräftige Schlussfolgerungen möglich sind. Positive Ergebnisse wurden nur beim Verzehr großer Honigmengen – bis zu mehr als 70 Gramm pro Tag – festgestellt.

Honig wird von Bienen erzeugt, die in der Natur Nektar sammeln. Dieser Tatsache verdankt der Honig seinen Ruf als Naturprodukt, aber sie ist zugleich auch das schwache Glied in der Kette. Sammeln die Bienen ihren Nektar in einer verschmutzten Umwelt, so hat das Einfluss auf die Zusammensetzung des Honigs. Verwendet der Imker Antibiotika, so werden Rückstände im Honig zu finden sein. Auch Schwermetalle können in Honig enthalten sein. Im Juni 2016 berichteten Medien über Pflanzenschutzmittelrückstände in Honig, allerdings wurden in keiner der Honigproben die geltenden Rückstandshöchstgehalte erreicht oder überschritten.

Eine kleine Bemerkung am Rande: Honig hat aber tatsächlich einen durchaus günstigen, wenn auch geringen Effekt auf Husten bei Kindern, die älter als ein Jahr alt sind.

DAS IST DIE EIGENTLICHE NACHRICHT:

+++ Honig ist ein natürlicher Süßstoff, der kaum weiterverarbeitet wird. Genau wie Haushaltszucker besteht er jedoch hauptsächlich aus

Einfachzuckern, die schnell vom Blut aufgenommen werden. Ob die bioaktiven Stoffe des Honigs einen positiven Effekt auf unsere Gesundheit haben, ist nicht nachgewiesen. Wie weißer Zucker steht Honig auf der WHO-Liste der Zuckerarten, mit denen man sparsam umgehen sollte. Mit anderen Worten: Auch Honig sollte nicht im Übermaß verzehrt werden. +++

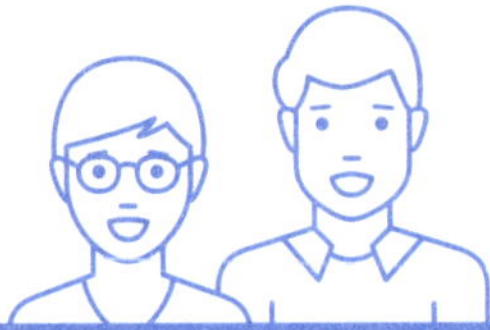

+++ Nudeln stehen im Ruf, Dickmacher zu sein. Wer abnehmen will, sollte sie vom Speiseplan streichen, das raten viele Diätbücher. Oder sind Nudeln besser als ihr Ruf? Dieser Ansicht sind zumindest italienische Wissenschaftler. +++

MACHEN NUDELN DOCH NICHT DICK?

In einer kürzlich erschienenen Studie gingen Forscher der Frage nach, ob es einen Zusammenhang zwischen dem Verzehr von Nudeln und Übergewicht gibt. Dafür analysierten sie Daten von 23366 Teilnehmern aus zwei Studien: der Moli-Sani-Studie und der INHES-Studie (Italian Nurses' Health Study). Um herauszufinden, was die Teilnehmer der INHES-Studie aßen, wurde ihnen entweder ein Fragebogen zu häufig konsumierten Nahrungsmitteln vorgelegt, oder es wurde telefonisch erfragt, was die Teilnehmer am Vortag zu sich genommen hatten. Auch andere Informationen wie Gewicht und Größe sollten die Teilnehmer der INHES-Studie selbst angeben. In der Moli-Sani-Studie wurden diese Daten von den Forschern erhoben. Außerdem gab es

Fragen zu Aspekten des Lebensstils wie etwa dem Ausmaß an Bewegung. So sollte ausgeschlossen werden, dass diese Faktoren die Ergebnisse beeinflussen.

Die statistische Verarbeitung der Daten geschah für die beiden Studien jeweils gesondert, aber die Schlussfolgerung war für beide gleich: Der Verzehr von Nudeln wirkt sich positiv auf Körpergewicht und Bauchumfang aus. Teilnehmer, die mehr Nudeln aßen, hatten seltener mit Übergewicht zu kämpfen.

Die Art der Datenerhebung macht es schwierig, die Schlussfolgerungen daraus zu ziehen. So eignen sich die verwendeten Methoden zur Messung der Nahrungsaufnahme nicht wirklich zur Einschätzung, welche Nudelmengen genau gegessen wurden. Auch die telefonische Befragung der Teilnehmer verringert die Verlässlichkeit der Ergebnisse.

UM DIESE STUDIE GEHT'S
Pounis G., Di Castelnuovo A., Costanzo S., Persichillo M., Bonaccio M., Bonanni A., & Iacoviello L. (2016). Pasta Consumption is Negatively Associated with Obesity Markers: an Analysis of Moli-sani and inhes Studies. The faseb Journal, 30 (1 Supplement), lb308-lb308.

Außerdem war der Unterschied im Nudelkonsum zwischen den Teilnehmern mit einem gesunden Gewicht und denen mit Übergewicht sehr klein. Mit dieser Art von Studie lässt sich nicht herausfinden, ob es der schlanken Linie zuträglich ist, Nudeln zu essen. Aber genauso wenig lässt die Analyse den Schluss zu, dass Nudelessen dick macht. Frühere Studien haben auch schon gezeigt, dass es keinen Zusammenhang zwischen Nudelkonsum und →Body-Mass-Index (BMI) gibt.

Der Genuss von Nudeln sollte am besten im Rahmen der Gesamternährung betrachtet werden. Die Teilnehmer, die mehr Nudeln verzehrten, aßen im Allgemeinen gesünder. Das kann auch den positiven Effekt auf das Gewicht erklären. Diese Studie bestätigt zumindest die Empfehlung der aktuellen Nahrungspyramide, dass Vollkornnudeln ihren Platz in einem gesunden Ernährungsplan sehr wohl verdienen.

DAS IST DIE EIGENTLICHE NACHRICHT:

+++ Die Studie konnte nicht nachweisen, dass Nudeln als Teil einer gesunden Ernährung irgendeinen negativen oder positiven Effekt auf das Körpergewicht haben. +++

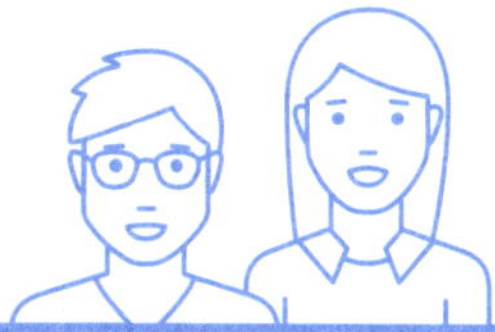

+++ Wer kurz vor einer Prüfung steht, tut gut daran, sich ätherisches Rosmarin-Öl anzuschaffen. Das Lernen in einem nach Rosmarin duftenden Zimmer soll schulische Leistungen positiv beeinflussen. Das war in einer Zeitung zu lesen. +++

IST ROSMARIN GUT FÜRS GEDÄCHTNIS?

Wissenschaftler der Universität von Northumbria in Großbritannien haben in einer klein angelegten Studie den Effekt von Rosmarinaroma auf das Arbeitsgedächtnis untersucht. Die Ergebnisse wurden auf einem Kongress britischer Psychologen präsentiert.

Die Studie wurde mit 40 Schülern zwischen zehn und elf Jahren durchgeführt, die willkürlich in zwei Gruppen eingeteilt wurden. Jede Gruppe bestand aus elf Jungen und neun Mädchen. An beiden Gruppen wurden fünf standardisierte Experimente durchgeführt, mit denen unterschiedliche Aspekte des Arbeitsgedächtnisses getestet wurden. Eine Gruppe experimentierte in einem Zimmer, in dem Rosmarinaroma verbreitet wurde, die andere Gruppe in einem Zimmer, in dem nur Wasser verdampfte. Nach Auswertung der Ergebnisse stellte sich heraus, dass die Kinder, deren Experimente in dem Zimmer mit Rosmarinduft durchgeführt wurden, bei drei der fünf Tests →signifikant besser abschnitten. Bei den beiden anderen Tests erzielten sie auch ein etwas besseres Ergebnis, aber die Unterschiede waren nicht signifikant. Die Forscher schlossen daraus, dass Rosmarinaroma einen positiven Effekt auf das Arbeitsgedächtnis hat.

Den Forschern zufolge sind die positiven Effekte dem aktiven Bestandteil von Rosmarin, dem 1,8-Cineol, zuzuschreiben. Es soll über die Lunge aufgenommen werden und an der Blut-Hirn-Schranke vorbei das Gehirn erreichen. Dort soll es den Abbau von Acetylcholin verhindern. Acetylcholin ist ein Botenstoff, der unter anderem für das Gedächtnis eine Rolle spielt. Diese Hypothese klingt gut, muss aber natürlich bewiesen werden. Eine einzige neuere Studie zeigt einen Zusammenhang zwischen der Aufnahme von 1,8-Cineol und intellektuellen Leistungen auf. Aber auch dabei handelte es sich nur um eine klein angelegte Studie mit lediglich 20 Versuchspersonen.

UM DIESE STUDIE GEHT´S
www.bps.org.uk.

Obwohl die Ergebnisse der Studie mit den Schulkindern auf den ersten Blick positiv sind und oben genannte Ergebnisse zu bestätigen scheinen, kann man einiges dazu anmerken. Die Gruppen, die an dem Experiment beteiligt waren, waren klein. Außerdem wurden beim Aufbau des Experiments nur Alter und Geschlecht berücksichtigt, ansonsten wurden die Kinder willkürlich in zwei Gruppen eingeteilt. Es ist also durchaus möglich, dass mehr Kinder mit einem besseren Arbeitsgedächtnis zufällig in der Rosmarinaromagruppe gelandet sind. Außerdem erzielten die Kinder aus der Aromagruppe nur bei drei von fünf Experimenten signifikant bessere Ergebnisse. Im Übrigen waren die Kinder nur ein einziges Mal dem Rosmarinaroma ausgesetzt. Auf Grundlage dieser Daten kann kaum behauptet werden, dass Rosmarinaroma einen positiven Effekt auf das Gedächtnis hat.

DAS IST DIE EIGENTLICHE NACHRICHT:

+++ Es wäre vorschnell zu behaupten, Rosmarinaroma helfe unserem Gedächtnis gewaltig auf die Sprünge. Rosmarin für ein besseres Zeugnis zu bunkern hat also keinen Sinn. Es auszuprobieren kann nichts schaden – zumindest, wenn man den Duft mag. +++

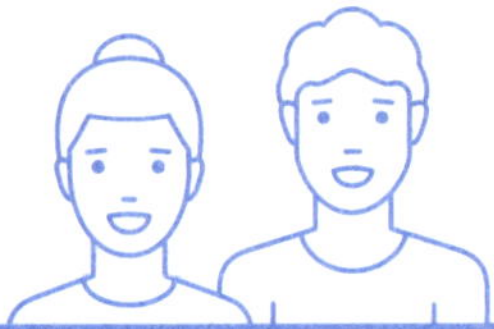

+++ In den Medien finden sich widersprüchliche Berichte über den Nutzen von Zahnseide. Mitunter wird behauptet, der Gebrauch von Zahnseide soll ineffizient und reine Zeitverschwendung sein. Doch mit dieser Behauptung ist nicht jeder einverstanden. +++

BRINGT DER EINSATZ VON ZAHNSEIDE EINEN NUTZEN?

In den Vereinigten Staaten wird der tägliche Gebrauch von Zahnseide seit Neuestem nicht mehr empfohlen. Das US-Gesundheitsministerium strich den Gebrauch von Zahnseide nach 35 Jahren von der Liste seiner Empfehlungen. Die Gesundheitsempfehlungen des Ministeriums müssen stets auf aktuellen wissenschaftlichen Studien gründen. Als sich Vertreter der amerikanischen Presse beim Gesundheitsministerium nach der Effektivität von Zahnseide erkundigten, entstand der Eindruck, die Technik sei nicht besonders verlässlich. Der Beweis, dass die Anwendung von Zahnseide vor Löchern in den Zähnen (Karies) und Zahnbelag (Plaque) schütze, sei „schwach, unzuverlässig und von schlechter Qualität".

In den Medien wird Zahnseide von den Gegnern als zeitraubend und ineffizient bezeichnet, während die Befürworter der Ansicht sind, Zahnseide sorge für die Beseitigung von Plaque, Bakterien und Essensresten aus Mundbereichen, die Zahnbürsten nicht zugänglich sind. Außerdem könne eine unbehandelte Paradontose zum Verlust von Zähnen und zu einem erhöhten Risiko für eine Menge anderer systemischer Erkrankungen führen, wie Diabetes und Herzkrankheiten.

Die Bundeszahnärztekammer sieht die gegenwärtige Studienlage als Indiz dafür, dass die Wirksamkeit von Zahnseide weiterhin getestet werden muss – nicht aber als Beleg für ihre Nutzlosigkeit.

Der wissenschaftliche Beweis, der der amerikanischen Presse vorgelegt wurde, bestand aus fünf systematischen Literaturübersichten. Das sind im Prinzip gute Nachrichten, weil solche Übersichten alle relevanten Studien über Zahnseide einbeziehen. Allerdings handelte es sich bei diesen Übersichten nicht um allerneuste Erhebungen, und zum Teil tauchten einzelne Studien mehrfach in den Listen auf, wodurch die Grundlage des wissenschaftlichen Beweises auf wackeligen Beinen steht.

UM DIESE STUDIE GEHT'S
bigstory.ap.org/article/f7e66079d9ba4b4985d7af350619a9e3/medicalbenefitsdental-floss-unproven.

Die erste Übersicht stammte aus dem Jahr 2006 und untersuchte den Effekt des Gebrauchs von Zahnseide bei Kindern und Jugendlichen. Bei zwei der sechs Studien wendeten die Kinder die Zahnseide nicht selbst an – die Zähne wurden in der Schule professionell gereinigt. Die zweite Übersicht stammte aus dem Jahr 2008 und hatte elf Studien zusammengetragen. Die dritte Quelle war ein Bericht der Cochrane-Stiftung aus dem Jahr 2011 mit zwölf Studien. Weil es sich um einen Cochrane-Bericht handelt – und damit um einen Bericht einer Stiftung zur Förderung von Wissenschaft und Forschung –, dürfen wir darauf vertrauen, dass die Übersicht gut zusammengestellt wurde. Die vierte Quelle stammte aus dem Jahr 2015. Dabei handelte es sich um eine Zusammenstellung systematischer Übersichten. Zur Zahnseide fanden sie nur Veröffentlichungen, die bereits erwähnt worden waren, also keine neuen Informationen. Bei der fünften Quelle, gleichfalls aus dem Jahr 2015, handelte es sich um den Bericht einer Tagung, bei der internationale Experten Empfehlungen auf der Grundlage systematischer Übersichten gaben. Die Methode, die zu diesen Empfehlungen geführt hatte, wurde aber nicht klar beschrieben. Außerdem hatten verschiedene Experten ein Sponsoring vonseiten der Industrie erhalten, woraus sich mögliche Interessenskonflikte ergeben.

Diese fünf Dokumente enthielten zum Teil dieselben Studien, wodurch die Zahl der tatsächlichen Studien, die herangezogen werden konnten, geringer ist. Außerdem sind die Studien teilweise nicht gut aufgebaut, was die Ergebnisse weniger verlässlich macht. Häufig auftretende Probleme beim Aufbau einer Studie sind kleine Teilnehmerzahlen, große Unterschiede bei den Ergebnissen und das Sponsoring durch die Industrie.

Dazu kommen noch die unterschiedlichen Teilnehmer (Kinder, Jugendliche oder Erwachsene), die Frage, ob sie gesunde Zähne oder eine Krankheit haben und ob es dadurch ein zusätzliches Risiko für Zahnfleischbluten gibt. Auch die Unterschiede im Gebrauch der Zahnseide waren gewaltig: Wurde sie von Menschen angewendet, die berufsmäßig Erfahrung mit der Mundpflege haben? Waren die Teilnehmer gut angeleitet worden? Verwendeten sie die Zahnseide wirklich täglich? Und schließlich: Gibt es eine Auswirkung auf die Menge der Zahnbeläge, die Häufigkeit von Zahnfleischentzündungen und das Auftreten von Karies oder anderen Gesundheitsproblemen? Gibt es Nebenwirkungen – und zwar solche die womöglich nach Monaten oder Jahren auftreten?

DAS IST DIE EIGENTLICHE NACHRICHT:

+++ Die Schlussfolgerung der verlässlichsten Übersicht lautete, dass Zahnseide und Zähneputzen zusammen zu weniger Zahnfleischentzündungen führt als nur Putzen. Außerdem haben Menschen, die Zahnseide gebrauchen, nach einem Monat und nach drei Monaten weniger Zahnbelag als diejenigen, die nur putzen. Ob es sich dabei um einen wichtigen Unterschied handelt, ist nicht bekannt. Außerdem wissen wir nicht, ob der Gebrauch von Zahnseide gegen Karies hilft, denn das wurde nicht untersucht. Weil die Studien nicht solide aufgebaut sind, ist ihre Beweisqualität sehr gering. Das bedeutet, dass neue Studien die Schlussfolgerung in beiden Richtungen noch verändern können. +++

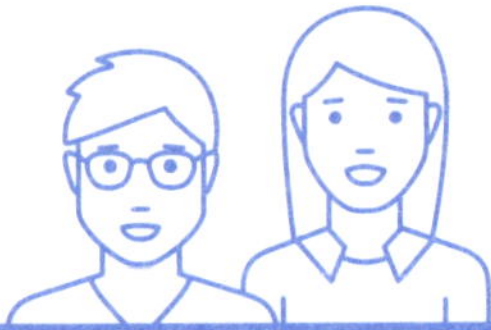

+++ Bakterien wie Salmonellen und das Kolibakterium E.coli gedeihen überraschend gut in Tüten mit vorgeschnittenem Salat. Das passiert auch, wenn der Salat im Kühlschrank gelagert wird. Das zeigt eine britische Studie. +++

IST ABGEPACKTER SALAT UNGESÜNDER ALS LOSE WARE?

Wissenschaftler der University of Leicester haben einige Laborexperimente mit vorverpacktem Salat durchgeführt. Sie wollten das Verhalten von Salmonellen in Verpackungen mit verschiedenen Salatsorten und Spinatblättern untersuchen.

Salmonellen werden zum Glück nur selten auf Salat gefunden, aber sie bergen dennoch das Risiko einer Lebensmittelvergiftung – zumindest wenn die Bakterien die Möglichkeit haben, sich nach Lust und Laune zu vermehren.

In einem ersten Experiment wurden Säfte aus geschnittenen und zerdrückten Salatblättern mit einer Lösung vermischt, in der sich Salmonellen befanden, und für die Dauer von 18 Stunden bei 37°C zur Seite gestellt. Im zweiten Experiment wurde die Salmonellen-Lösung mit sterilem Wasser und 2 Prozent Salatsäften gemischt und für fünf Tage in den Kühlschrank gestellt. In einem dritten Experiment wurde eine Mischung aus Salmonellen und Salatsäften für 30 Minuten normaler Zimmertemperatur ausgesetzt. Anschließend wurde der Salat mit Wasser gewaschen. Ähnliche Experimente wurden mit den Salatpackungen selbst durchgeführt.

Wie zu erwarten, vermehrten sich die Salmonellenbakterien in einer Umgebung von 37°C stark, aber das taten sie auch noch nach fünf Tagen im Kühlschrank. Auch in den Packungen. Sogar bei abgewaschenem Salat blieben Bakterien zurück. Je mehr Salatsäfte vorhanden waren, desto mehr Bakterien fand man.

Die Forscher schlossen daraus, dass Säfte geschnittener und zerdrückter Salatblätter das Wachstum von Salmonellen in vorverpacktem Salat unter allen Bedingungen fördern.

Zuallererst: Salat wird wie alle frischen Lebensmittel unter streng kontrollierten hygienischen Umständen verpackt. Bei einer Untersuchung der Stiftung Warentest aus dem Jahr 2013 fanden sich dennoch in jeder zweiten Verpackung mit vorgeschnittenem Salat Keime – allerdings oft in sehr geringen Mengen. Problematisch ist jedoch, dass man diese Mikroben nur schwer wieder loswird, sobald sie sich einmal eingenistet haben. Das funktioniert weder im Kühl-

UM DIESE STUDIE GEHT'S
Koukkidis G., Haigh R., Allcock N., u.a., Salad leaf juices enhance Salmonella growth, fresh produce colonisation and virulence. Applied and Environmental Microbiology. Online veröffentlicht am 18. November 2016.

schrank noch durch das Waschen von Salat und Gemüse. Übrigens ist nicht bekannt, ob vorverpackter Salat mehr Salmonellen enthält als unverpackter und nicht geschnittener. Denn auch auf nicht verpacktem Salat und Gemüse können sich Bakterien sammeln, die zum Beispiel aus der Erde stammen. Folgende Maßnahmen helfen das Risiko für Lebensmittelvergiftungen bei vorverpacktem Salat auf ein Minimum zu beschränken: Waschen Sie sich immer die Hände mit Wasser und Seife, bevor Sie den Salat aus der Verpackung nehmen, werfen Sie zerdrückte Blätter sofort weg, spülen Sie den Salat noch einmal unter fließendem Wasser ab (damit werden Sie immer einen Teil der eventuellen Bakterien entfernen) und halten Sie sich strikt an die Angaben auf der Verpackung. Eine geöffnete Salatpackung sollte nur wenige Tage aufbewahrt werden.

DAS IST DIE EIGENTLICHE NACHRICHT:

+++ Wenn vorverpackter Salat oder Spinat Bakterien enthält, so wird man diese nur schwer wieder los. Die Säfte aus den geschnittenen Salatblättern bilden einen guten Nährboden für diese Mikroben. Ob sich in vorverpacktem, geschnittenem Salat mehr Bakterien befinden als in nicht verpacktem, ungeschnittenem Salat und Gemüse, ist nicht bekannt. +++

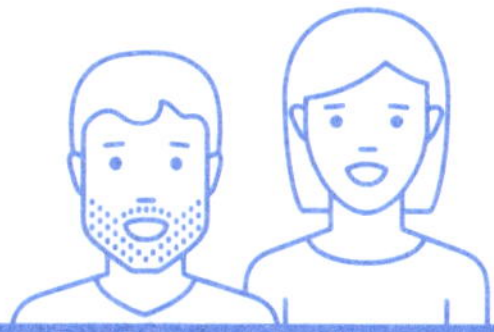

+++ Der Kampf gegen die Pfunde – für viele Menschen beginnt er immer wieder aufs Neue. Ist es möglich, auch mit einer fettreichen Diät gesund abnehmen? +++

GESUND ABNEHMEN MIT EINER FETTREICHEN DIÄT?

In einer Studie der norwegischen Universität Bergen sind Forscher der Frage nachgegangen, welchen Effekt eine fettreiche Diät im Vergleich zu einer kohlenhydratreichen Diät hat. In einer kleinen Studie wurden 38 Männer zwischen 30 und 50 Jahren willkürlich in zwei Gruppen eingeteilt. Alle Männer hatten →Adipositas, ihr →Body-Mass-Index (BMI) lag über 30. Ihr Fett hatte sich vor allem im Bauchbereich abgelagert. Dieses Bauchfett hat einen negativeren Effekt auf die Gesundheit als abgelagertes Fett auf den Hüften.

Die erste Gruppe sollte zwölf Wochen lang eine Diät befolgen, bei der rund 70 Prozent der Energiezufuhr aus Fetten stammte. Auch die Zufuhr gesättigter Fettsäuren war bei dieser Gruppe hoch (ein Drittel der aufgenommenen Energie). Die Gruppe durfte nur eine sehr kleine Menge an Kohlenhydraten zu sich nehmen (maximal 11 Prozent des Energiebedarfs).

Die andere Gruppe befolgte im selben Zeitraum eine kohlenhydratreiche Diät, bei der – wie bei einer empfohlenen, ausgewogenen Ernährung – die Hälfte der Energie aus Kohlenhydraten stammte. Auch die Zufuhr ungesättigter und gesättigter Fette erfolgte in einem Verhältnis, wie es für eine gesunde Ernährung empfohlen wird. Damit ausreichend kohlenhydratreiche Produkte aufgenommen wurden, standen vor allem Brot, Reis und Fruchtsäfte auf dem Speiseplan. Beide Gruppen nahmen während der zwölf Wochen im Durchschnitt 500 Kalorien pro Tag weniger zu sich als zu Beginn der Studie. Das entspricht einer gemäßigten Diät.

Zum Start der Studie und alle vier Wochen wurden unterschiedliche →Parameter bestimmt, um herauszufinden, welche Auswirkungen die beiden Diäten zeigten. Dabei galt das Augenmerk nicht nur dem Gewicht, sondern auch dem Körperfettanteil, der Fettverteilung, dem Blutdruck und anderen Risikofaktoren für Herz-Kreislauf-Erkrankungen.

Die Ergebnisse zeigen nur geringe Unterschiede. Sowohl bei der fettreichen als auch bei der kohlenhydratreichen Diät hatten die Teilnehmer nach zwölf Wochen deutlich abgenommen (der Durchschnitts-BMI sank von rund 33 auf 30). Dabei waren vor allem eine Reduzierung der Fettmasse und lediglich ein kleiner Verlust der Muskelmasse feststellbar. Auch das Bauchfett war geschrumpft, der Blutdruck der Teilnehmer niedriger. Die kohlenhydratreiche Diät führte auch zu einer Senkung des schlechten LDL-Cholesterols, während die fettreiche Diät das gute Cholesterol (HDL) leicht ansteigen ließ. Andere Risikofaktoren für Herz-Kreislauf-Erkrankungen sanken in beiden Gruppen gleichermaßen.

Eine fettreiche Diät, so die Wissenschaftler, sei daher eine würdige Alternative für eine klassische Diät.

Dies ist nicht die erste Studie, die aufzeigt, dass das Verhältnis von Fetten, Eiweißen und Kohlenhydraten in einer Diät nicht das Wichtigste ist. Menschen, die weniger Energie aufnehmen, als sie verbrauchen, nehmen ab. Nachgewiesen wurde auch, dass sich die meisten Risikofaktoren für Herz-Kreislauf-Erkrankungen nach zwölf Wochen reduziert hatten – auch bei der Diät mit gesättigten Fettsäuren. Ob sich dieser positive Effekt auch ohne Gewichtsverlust ergeben hätte, ist unklar. Auf Grundlage der Studie kann man auch nicht einfach schlussfolgern, gesättigte Fettsäuren könnten das Risiko für Herz-Kreislauf-Erkrankungen senken. Es gibt genügend Studien, die das Gegenteil nahelegen.

UM DIESE STUDIE GEHT'S
Veum V.L., Laupsa-Borge J., Eng Ø., Rostrup E., Larsen T.H., Nordrehaug, J.E., & Mellgren G. (2016). Visceral adiposity and metabolic syndrome after very high-fat and low-fat isocaloric diets: a randomized controlled trial. The American Journal of Clinical Nutrition, ajcn123463.

Außerdem war ein Mehrwert, dass es nicht nur eine Kontrollgruppe, sondern auch eine zusätzliche Gruppe gab, deren Diät viele ungesättigte Fettsäuren enthielt. Dass gesättigte Fettsäuren im Vergleich mit Kohlenhydraten ungefähr gleich abschneiden, hatte sich nämlich schon in anderen Studien herausgestellt. Und schließlich dürfen wir nicht vergessen, dass lediglich 38 Personen an der Studie beteiligt waren – zu wenige, um die Ergebnisse verallgemeinern zu können. Weitere Studien sind notwendig, um den längerfristigen Auswirkungen von unterschiedlichen Diäten auf Gewicht und Herz-Kreislauf-Erkrankungen nachzugehen.

DAS IST DIE EIGENTLICHE NACHRICHT:

+++ Um erfolgreich abzunehmen, ist es vor allem wichtig, weniger Kalorien aufzunehmen. Das bestätigt die Studie. Ob das durch die Aufnahme von weniger Kohlenhydraten oder weniger Fetten geschieht, scheint weniger relevant. Der Effekt von Diäten auf das Gewicht und auf das Risiko für Herz-Kreislauf-Erkrankungen muss noch genauer erforscht werden. +++

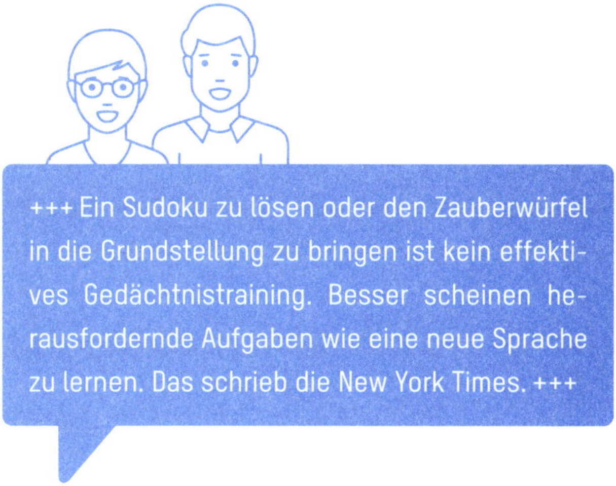

KANN MAN MIT SUDOKU SEIN GEDÄCHTNIS TRAINIEREN?

Der Artikel stammt von der amerikanischen Psychologin Lisa Barrett. Sie verweist darin auf eine Studie, die sie mit „Superagers“ durchführte. Das sind Menschen über 60, deren Gedächtnis noch ebenso gut funktioniert wie das 20-jähriger.

Amerikanische Forscher warben für diese Studie 81 Männer und Frauen aus zwei Alterskategorien an: 41 Personen waren zwischen 18 und 35 Jahre alt, 40 Probanden zwischen 40 und 60 Jahre. Die Teilnehmer unterzogen sich Gedächtnistests sowie einem Hirnscan. Auf Grundlage der Ergebnisse des Gedächtnistests wurden von den 40 älteren Versuchspersonen 17 (4 Männer, 13 Frauen) zu den Superagern gezählt. Ihr Scan wurde mit denen der anderen Versuchspersonen verglichen. Zonen der Hirnrinde, von denen man weiß, dass sie das Gedächtnis betreffen, sind bei älteren Menschen dünner als bei jüngeren. Diese Zonen waren bei den Superagern allerdings genauso dick wie bei den Jüngeren. Es war also schon auf dem Scan zu sehen, wer von den Älteren ein gutes Gedächtnis hatte. Andere Studien zeigen, dass exakt diese Zonen der Hirnrinde während intensiver und schwieriger geistiger und körperlicher Tätigkeit aktiviert werden.

Es handelt sich hier um eine kleine Studie mit lediglich 17 Superagern. Außerdem gehören die Hälfte (17/40) der älteren Versuchspersonen dazu. Man bräuchte viel mehr Versuchsreihen, um zu zeigen, dass Superager im Durchschnitt eine dickere Hirnrinde besitzen als andere Gleichaltrige. Sogar wenn sich herausstellen sollte, dass Superager an bestimmten Stellen des Gehirns eine dickere Hirnrinde besitzen, wissen wir noch nicht, ob dieses Merkmal der Grund für das gute Gedächtnis ist.

UM DIESE STUDIE GEHT'S
www.nytimes.com.

Es ist auch nicht gesagt, dass sich das Verkümmern dieser Zonen im Alter verhindern lässt und das Gedächtnis intakt bleibt, nur weil bestimmte Hirnzonen bei intensiven Aktivitäten auf einem Scan aufleuchten. Um das zu zeigen, müsste man zwei vergleichbare Personengruppen analysieren, wobei die eine Gruppe regelmäßig mit intensiven mentalen Aktivitäten zugange ist und die andere Gruppe nicht. Nach ausreichender Zeit müsste überprüft werden, ob sich die Gedächtniskapazität der beiden Gruppen unterscheidet und ob sich dies auch auf den Scanbildern erkennen lässt.

DAS IST DIE EIGENTLICHE NACHRICHT:

+++ Zweifelsohne enthält diese Studie interessante Informationen für Neurophysiologen. Sie erlaubt aber nicht den Rückschluss, womit genau man sein Gehirn fit halten kann. +++

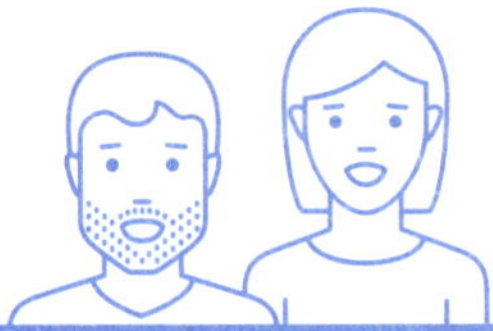

+++ Kritische Medienberichte über Cholesterinsenker verunsicherten Patienten, einige setzten ihre Medikamente ab. Einer neuen britischen Studie zufolge kann dies zu zusätzlichen Herzinfarkten und Schlaganfällen führen. +++

KÖNNEN MEDIENBERICHTE DER GESUNDHEIT SCHADEN?

Im Oktober 2013 sorgten zwei Veröffentlichungen zu Cholesterinsenkern (Statinen) in einem britischen Fachblatt für Aufruhr: Die Tabletten sollten demnach mehr schaden als nutzen. Beide Veröffentlichungen bekamen viel Medienaufmerksamkeit. Britische Wissenschaftler wollten wissen, ob die Berichte eine Auswirkung auf die Menschen hatten, die diese Medikamente einnehmen.

Der Hintergrund: Viele Menschen bekommen Statine zur Senkung des Cholesterinspiegels verordnet, da sie aufgrund von Risikofaktoren wie Rauchen, Übergewicht und Bluthochdruck ein erhöhtes Herzinfarkt- und Schlaganfallrisiko haben oder bereits einen Infarkt oder Schlaganfall erlitten haben.

Die Forscher stellten Daten aus einer britischen Datenbank zusammen, die Informationen über ausgestellte Rezepte enthält. Sie überprüften die monatlich von den Ärzten eingesandten Rezepte für Statine im Zeitraum Januar 2011 bis März 2015. Verglichen mit dem Zeitraum vor dem Erscheinen der negativen Medienartikel, hatten auffällig viele Patienten ihre Behandlung mit Statinen abgebrochen. Obwohl nach dem Medien-Hype nicht weniger Statine verschrieben wurden, hatten viele Patienten ohne vorherigen Infarkt oder Schlaganfall, die diese Medikamente zur Prävention einnahmen, ihre Behandlung eingestellt. Das traf auch auf Patienten zu, die Statine einnahmen, weil sie bereits einen Infarkt oder Schlaganfall erlitten hatten.

Die Forscher schätzen, der spontane Einnahmestopp von Statinen aufgrund negativer Medienberichte könne über einen Zeitraum von 10 Jahren zu 2000 bis 6000 zusätzlichen Herzinfarkten und Schlaganfällen führen.

UM DIESE STUDIE GEHT'S
Matthews A., Herrett E., Gasparrini A., u. a., Impact of statin related media coverage on use of statins: interrupted time series analysis with uk primary care data. bmj. Online veröffentlicht am 28. Juni 2016.

Von den Medien verbreitete Informationen beeinflussen unser Verhalten – das legt diese Studie schon einmal nahe, auch wenn nicht bewiesen werden kann, dass Medienberichte der tatsächliche Grund dafür sind, dass Patienten ihre Medikamente absetzen. Zu wie viel zusätzlichen Infarkten und Schlaganfällen das führen kann, ist lediglich eine Schätzung. Dass es mehr sind, als es sonst gewesen wären, ist eine naheliegende Schlussfolgerung. Es handelt sich hier um eine britische Studie. Doch es ist durchaus möglich, dass auch in anderen Ländern nach den negativen Schlagzeilen Patienten ihre Cholesterinsenker absetzten. Statine gehören zu den häufig verschriebenen Medikamenten.

Medien veröffentlichen ihre Berichte manchmal auf undifferenzierte Art und Weise. Doch sie sind sicher nicht die einzigen „Schuldigen" in dieser Geschichte. Wissenschaftler sehen es in der Regel auch gern, wenn ihre Studien in der Presse erscheinen. Das sorgt für Aufmerksamkeit, und die Chance auf finanzielle Unterstützung für weitere Studien wird erhöht. Pressemitteilungen, die von Forschungseinrichtungen selbst veröffentlicht werden, betonen manchmal absichtlich die aufsehenerregenden Befunde oder lassen kritische Anmerkungen bewusst beiseite, weil sie dann mit größerer Wahrscheinlichkeit von den Medien aufgegriffen werden. Nicht alle Journalisten sind darin geschult, wissenschaftliche Studien richtig zu interpretieren.

DAS IST DIE EIGENTLICHE NACHRICHT:

+++ Negative Medienberichte über Statine haben dazu geführt, dass viele Patienten die Medikamente absetzten. Wahrscheinlich wird das in der Zukunft zu mehr Herzinfarkten und Schlaganfällen führen. Dass Informationen über die Gesundheit manchmal undifferenziert wiedergegeben werden, ist nicht allein Schuld der Medien, sondern ebenso der wissenschaftlichen Einrichtungen und Pressebüros, die es gerne sehen, wenn ihre Studien in den Medien auftauchen. +++

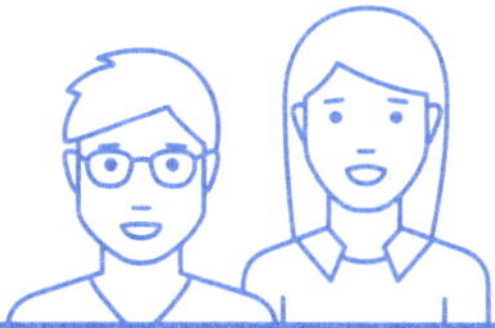

+++ Amerikanische Wissenschaftler haben ein Hormon identifiziert, das normale Zellen in gefährliche Fettzellen umwandeln kann. +++

MACHT STRESS DICK?

Ein stressiges Leben kann zu Übergewicht führen – das ist bereits länger bekannt aus unterschiedlichen →Beobachtungsstudien. Wissenschaftler der amerikanischen Stanford-Universität führten mehrere Experimente durch, um herauszufinden, ob es dafür eine biologische Erklärung geben kann. Bekannt ist, dass die langfristige Einnahme kortisonhaltiger Medikamente zu Übergewicht führen kann. Als die Wissenschaftler die dahintersteckenden Mechanismen untersuchten, identifizierten sie ADAMTS1 – ein Hormon, das von Fettzellen produziert wird. ADAMTS1 spielt bei der Reifung und damit der Ausdehnung unreifer Fettzellen eine Rolle. Gleichzeitig bringt dieses Hormon unreife Fettzellen dazu, sich zu teilen.

Sinkt die ADAMTS1-Konzentration, werden Fettzellen zur Reifung angetriggert. Medikamente mit Kortison reduzieren die ADAMTS1-Menge. Stress lässt die interne Kortisolkonzentration ansteigen und hat damit möglicherweise einen direkten Einfluss auf die Reifung oder Verdickung von Fettzellen.

Experimente mit Mäusen zeigten, dass auch die Zahl der Fettzellen unter Einfluss von Korticosteroiden rund um die Organe zunimmt, während die Zahl der Fettzellen unter der Haut konstant bleibt. Die Forscher schlossen, dass das Hormon ADAMTS1 wahrscheinlich die gesuchte Verbindung zwischen Stress und vermehrtem Fettgewebe ist.

Es handelt sich hier um eine begrenzte Reihe von Experimenten. Möglicherweise spielen noch andere Stoffe in der Fett-Stress-Wechselwirkung eine Rolle. Trotzdem ist es ein wichtiges wissenschaftliches Experiment, weil es molekulare Mechanismen, wie Stress zu Gewichtszunahme führen kann, auf den Grund geht.

UM DIESE STUDIE GEHT'S
Wong K.C., Krueger K.C., Costa M.J., u.a., A glucocorticoidand diet-responsive pathway toggles adipocyte precursor cell activity in vivo. Science Signalling. Online veröffentlicht am 25. Oktober 2016.

Diese Mechanismen sind allerdings nicht die einzigen Gründe, weshalb Menschen unter Stress leichter zunehmen. Es ist bekannt, dass Stress häufiger zu ungesunden, kalorienreichen Essgewohnheiten und übermäßigem Alkoholkonsum führt. Wie groß die Rolle ist, die Hormone bei der Gewichtszunahme spielen, kann diese Studie deshalb nicht aufzeigen.

Auf jeden Fall ist es aus vielen Gründen besser für die Gesundheit, Stress möglichst einzuschränken.

DAS IST DIE EIGENTLICHE NACHRICHT:

+++ Dass es einen Zusammenhang zwischen Stress und Gewichtszunahme gibt, ist schon länger bekannt. Neben ungesünderen Ess- und Trinkgewohnheiten sehen Wissenschaftler als Ursache, dass die Zunahme des Stresshormons die Konzentration des Hormons ADAMTS1 beeinflusst, das eine regulierende Wirkung auf das Fettgewebe hat. Fettzellen neigen unter dem Einfluss von Stress zur Vermehrung. +++

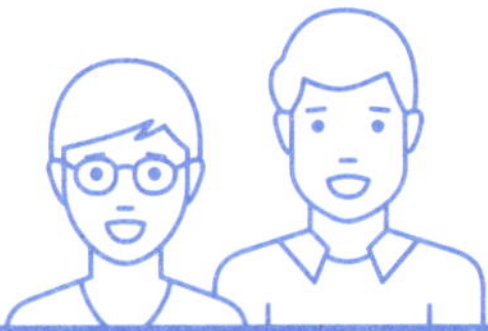

+++ Jeden Tag eine Handvoll Nüsse knabbern: Nach neusten Studien hilft das, Risiken wie Herz- und Atemwegserkrankungen, Krebs und Diabetes stark einzuschränken. +++

VERLÄNGERN EIN PAAR NÜSSE AM TAG DAS LEBEN?

Zu Nüssen gibt es viele wissenschaftliche Untersuchungen. Einigen Studien zufolge sorgen sie für ein längeres Leben, andere Studien bestätigen den Zusammenhang zwischen regelmäßigem Nussessen und positiven Effekten für die Gesundheit nicht. Norwegische Wissenschaftler suchten in wissenschaftlichen Datenbanken nach Studien, die den Zusammenhang zwischen dem Verzehr von Nüssen und Herz-Kreislauf-Erkrankungen, Krebs und anderen Todesursachen untersuchten. Insgesamt fanden die Forscher 20 solcher verlässlichen →Beobachtungsstudien. Placebokontrollierte Studien zum Nusskonsum fanden sie jedoch keine. Das ist nicht erstaunlich, denn für solch eine Studie müsste man den Testpersonen in der Placebogruppe verbieten, jemals Nüsse zu essen. Und das ist unrealistisch.

Die Forscher analysierten die 20 Beobachtungsstudien. Zwölf Studien kamen zu dem Schluss, dass 28 Gramm Nüsse pro Tag – das ist ungefähr eine Handvoll – das Risiko von Herz-Kreislauf-Erkrankungen um 21 Prozent verringern. Neun Studien schlussfolgerten, eine Handvoll Nüsse pro Tag verringere das Risiko von Krebserkrankungen um 15 Prozent (die Studienergebnisse galten dabei nicht für Erdnüsse, die streng genommen keine Nüsse, sondern Hülsenfrüchte sind). 15 Studien ergaben, dass regelmäßige Nussesser ein etwas geringeres Risiko haben, an Atemwegserkrankungen und Diabetes zu sterben. Die Ergebnisse führten zu der Schlussfolgerung, dass Nüsse das Risiko von Herz-Kreislauf-Erkrankungen, Krebs und vorzeitigem Tod durch Diabetes und Atemwegserkrankungen vermindern. Eine Handvoll Nüsse am Tag sollte dafür reichen.

Die Analyse der Studien konnte nicht beweisen, dass die positiven Effekte auf die Gesundheit nur mit dem täglichen Nusskonsum in Zusammenhang stehen. Es ist gut möglich und sogar wahrscheinlich, dass Menschen, die täglich eine Handvoll Nüsse essen, auch sonst einen gesünderen Lebensstil pflegen – dass sie sich mehr bewegen, seltener Übergewicht haben, weniger Alkohol trinken oder weniger rauchen. Doch diese Differenzierung zwischen ungesundem und gesundem Lebensstil konnte keine der untersuchten Studien machen. Es ist deshalb unmöglich festzustellen, wie groß der Anteil des Verzehrs von

UM DIESE STUDIE GEHT'S
Aune D., Keum N., Giovannucci E., u.a., Nut consumption and risk of cardiovascular disease, total cancer, all-cause and cause-specific mortality: a systematic review and dose-response meta-analysis of prospective studies. Bmc Medicine. Online veröffentlicht am 5. Dezember 2016.

Nüssen an den günstigen Auswirkungen eines gesunden Lebensstils ist. Klar ist: Nüsse sind gesund und enthalten „gute" Fette. Was jedoch nicht für gesalzene Erdnüsse gilt, die in einer gesunden Ernährung nicht viel zu suchen haben.

Die Empfehlung, täglich 28 Gramm oder eine Handvoll Nüsse zu essen, darf außerdem nicht wörtlich genommen werden. Die Teilnehmer sollten bei den Studien ihren Nusskonsum einschätzen, was nicht aufs Gramm genau möglich ist. Zu bedenken ist auch, dass Nüsse viele Kalorien enthalten, was wiederum einen negativen Effekt auf die Gesundheit haben kann.

DAS IST DIE EIGENTLICHE NACHRICHT:

+++ Studien deuten darauf hin, dass der tägliche Verzehr einer Handvoll Nüsse das Risiko für diverse Erkrankungen und damit das Risiko eines vorzeitigen Todes vermindern kann. Dass alleine das Essen von Nüssen solche positiven Auswirkungen auf die Gesundheit hat, ist jedoch eher unwahrscheinlich. Es ist gut möglich, dass Menschen, die regelmäßig Nüsse essen, insgesamt gesündere Lebensgewohnheiten haben. Erdnüsse zählten bei der Analyse der Studien nicht mit, da sie im botanischen Sinn keine Nüsse sind. Ständig gesalzene Erdnüsse zu knabbern ist sicherlich nicht förderlich für die Gesundheit. +++

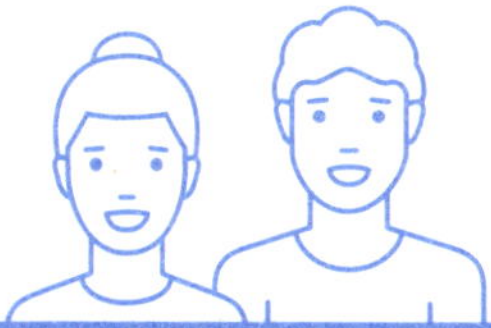

+++ Menschen, die abends zeitig ins Bett gehen und morgens früh wieder aufstehen, neigen seltener dazu, am nächsten Tag zu viel zu essen – das zeigen Studien. +++

FÜHRT SCHLAFMANGEL ZU ÜBERGEWICHT?

Die American Heart Association hat verschiedene Studientypen über die Auswirkungen von Schlafmangel auf Herzerkrankungen verglichen. Die Wissenschaftler haben dazu →Beobachtungsstudien sowie experimentelle Studien herangezogen. Die meisten der untersuchten Studien konzentrierten sich dabei auf den Zusammenhang zwischen Schlafmangel und Gewicht.

Aus dem größten Teil der Beobachtungsstudien geht hervor, dass Menschen, die weniger als 6 Stunden pro Nacht schlafen, ein erhöhtes Risiko haben, zuzunehmen. Außerdem zeigte sich, dass die Gewichtszunahme umso höher ist, je weniger Menschen schlafen. Bei der Frage, wie viele Kilos Menschen mit Schlafmangel zulegen, kommen die Studien zu unterschiedlichen Ergebnissen. Außerdem klingen die Ergebnisse insgesamt nicht gerade dramatisch: Aus der Nurses' Health Study geht beispielsweise hervor, dass Menschen, die weniger als 5 oder 6 Stunden pro Nacht schliefen, nach 16 Jahren im Durchschnitt 1,14 kg beziehungsweise 0,71 kg mehr wogen als Menschen, die mindestens 7 Stunden pro Nacht schliefen.

In experimentellen Studien wurden die verschiedenen Hypothesen, die den Zusammenhang näher erklären können, weiter untersucht. Die wichtigsten Schlussfolgerungen sind, dass Schlafmangel vor allem dazu führt, dass insgesamt mehr gegessen wird, und zwar hauptsächlich fettreiche Nahrung. Darüber hinaus hat Schlafmangel keinen Einfluss auf unseren Energiebedarf. Wenn jedoch mehr Energie aufgenommen wird als nötig, steigt das Gewicht. Diese Ergebnisse bestätigt eine kürzlich durchgeführte →Metaanalyse. Dabei wurden die Ergebnisse von elf kleineren Studien analysiert. Das Fazit: Menschen, die zu wenig schlafen, nehmen pro Tag durchschnittlich 385 Kalorien mehr auf.

Die Stärke dieser Literaturstudie liegt darin, dass sie unterschiedliche Typen von Studien gründlich unter die Lupe genommen hat. Die Zusammenführung der Ergebnisse lässt relativ gut gesicherte Schlussfolgerungen zu. Die Beobachtungsstudien sind interessant, weil man mit ihrer Hilfe eine große Gruppe von Menschen relativ einfach untersuchen kann. Ein Nachteil dieser Studien ist die Schwierigkeit, mit ihnen Zusammenhänge aufzuzeigen.

UM DIESE STUDIE GEHT'S
St-Onge M.P., Grandner M.A., Brown D., Conroy M.B., Jean-Louis G., Coons M., & Bhatt D.L. (2016). Sleep Duration and Quality: Impact on Lifestyle Behaviors and Cardiometabolic Health: A Scientific Statement From the American Heart Association. Circulation, 134(18), e367-e386.

Dafür sind experimentelle Studien besser geeignet. Beide Studienarten – Beobachtungsstudien und experimentelle Studien – wurden in die Untersuchung aufgenommen. Die Ergebnisse der beiden Studienarten weisen zum größten Teil in dieselbe Richtung. Das führt dazu, dass wir mit größerer Sicherheit sagen können, dass Schlafmangel zu Gewichtszunahme führt.

Die Analyse des Zusammenhangs zwischen Schlafmangel und Übergewicht ist damit jedoch noch nicht beendet. Es bleiben noch einige Fragen offen. Bei den meisten experimentellen Studien war die Zahl der Versuchspersonen eher begrenzt und die Dauer der Studie zu kurz. Außerdem lag das Hauptaugenmerk vor allem auf der Energieaufnahme und dem Energieverbrauch. Dagegen ist die Zahl der experimentellen Studien, bei denen man explizit auf den Effekt von Schlafmangel auf das Gewicht achtete, begrenzt. Die Ergebnisse dieser Studien sind daher weniger eindeutig. In manchen experimentellen Studien führt Schlafmangel zu einem Anstieg des Gewichts. Bei anderen gibt es keine Auswirkungen. Größere Studien, die über einen längeren Zeitraum laufen, könnten für mehr Klarheit sorgen.

DAS IST DIE EIGENTLICHE NACHRICHT:

+++ Weniger als sechs Stunden Schlaf pro Nacht haben wahrscheinlich einen negativen Einfluss auf unser Gewicht. Wie hoch die Gewichtszunahme ausfällt und welchen Effekt Schlafmangel auf die Entwicklung von Übergewicht hat, muss weiter untersucht werden. +++

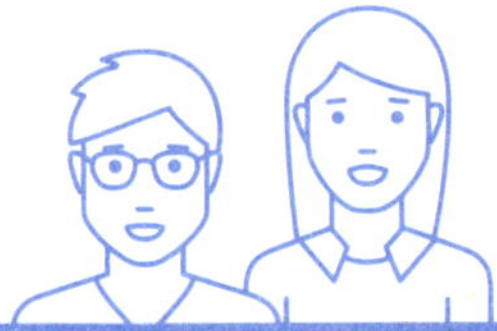

+++ Großeltern, die ihre Enkel betreuen, leben länger, behauptet eine deutsche Studie. Anderen helfen – den eigenen erwachsenen Kindern oder Menschen in Not – soll einen günstigen Effekt auf die Lebenserwartung haben. +++

LEBEN GROSSELTERN, DIE IHRE ENKEL BETREUEN, LÄNGER?

Die Studie basiert auf den Daten von 516 Teilnehmern im Alter von 70 Jahren und älter, die in Berlin wohnen. Die Befragten beteiligten sich an einer großen deutschen Studie, der sogenannten „Berlin Aging Study", in der man gesundheitliche und soziale →Parameter zwischen 1990 und 2009 analysierte. Die Teilnehmer wurden im Abstand von zwei Jahren ausführlich zu ihren Lebensumständen befragt und regelmäßigen medizinischen Tests unterzogen. Für diese Teilstudie untersuchten die Wissenschaftler, wie viele Personen von ihnen regelmäßig für ihre Enkel als Babysitter zur Verfügung standen. Unterschieden wurde dabei zwischen betreuenden Großeltern, nicht betreuenden Großeltern und „Nicht-Großeltern". Von den 516 ausgewählten Teilnehmern waren 80 betreuende Großeltern, 232 nicht betreuende Großeltern, und 204 hatten keine Enkelkinder. Die Angaben der Großeltern wurden unterteilt von „nie“ bis „tägliches Kümmern“.

Anschließend überprüfte man, wie viele Menschen am Ende dieses Studienzeitraums verstorben waren. Die Forscher stellten Folgendes fest: Im Vergleich zu nicht betreuenden Großeltern und Nicht-Großeltern hatten betreuende Großeltern eine um 37 Prozent geringere Wahrscheinlichkeit, am Ende der Folgeperiode verstorben zu sein. Man fand jedoch keinen Unterschied beim Sterberisiko zwischen nicht betreuenden Großeltern und Nicht-Großeltern. Die Forscher berücksichtigten in ihrer Studie möglichst viele Einflussfaktoren wie den →sozioökonomischen Status und körperliche Gesundheit. Ihre Schlussfolgerung lautet: Die Betreuung von Enkelkindern verbessert die eigene Lebenserwartung.

Die Art der Studie lässt nicht den Schluss zu, dass es sich hier um einen ursächlichen Zusammenhang handelt. Es gibt viele Faktoren, die die Lebenserwartung beeinflussen können. Andererseits fanden die Wissenschaftler ähnlich günstige Effekte auf die Lebenserwartung, wenn sich Menschen aktiv um andere kümmerten, beispielsweise um ihre erwachsenen Kinder oder um Menschen in Not. Ein Ziel im Leben zu verfolgen, nämlich anderen aktiv zu helfen, könnte eine mögliche Erklärung für die verlängerte

UM DIESE STUDIE GEHT'S
Hilbrand S., Coall D.A., Gerstorf D., Hertwig R., Caregiving within and beyond the family is associated with lower mortality for the caregiver: A prospective study. Evolution and Human Behavior. Online veröffentlicht am 5. Dezember 2016.

Lebenserwartung sein. Dabei kann es sich genauso gut um einen indirekten Effekt handeln: Dass andere auf unsere Hilfe zählen, bringt uns dazu, mehr auf einen gesünderen, regelmäßigeren Lebensstil zu achten. Und wenn man anderen hilft, bleibt man mental und körperlich aktiv.

DAS IST DIE EIGENTLICHE NACHRICHT:

+++ Menschen, die sich aktiv und regelmäßig um andere kümmern, wie Großeltern, die ihre Enkel betreuen, leben möglicherweise länger. Dieser Effekt tritt auch bei Menschen auf, die anderen aktiv helfen. Wahrscheinlich geht es hier um einen indirekten Effekt: Für andere zu sorgen gibt Menschen ein Ziel im Leben und hält sie mental und physisch länger fit. +++

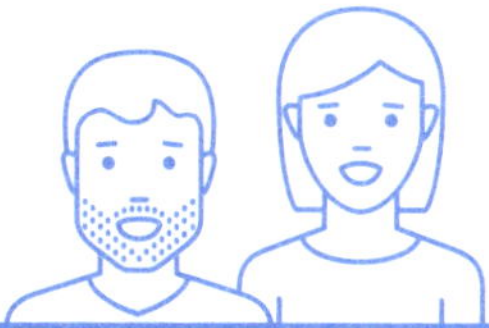

+++ Einige Forscher der palästinensischen Universität Bir Zait behaupten, kohlensäurehaltiges Mineralwasser aktiviere ein Hormon, das uns dazu verleitet, mehr zu essen. +++

MACHEN GETRÄNKE MIT KOHLENSÄURE DICK?

Der Zusammenhang zwischen dem Konsum von Erfrischungsgetränken und →Adipositas ist bekannt: Je mehr zuckerhaltige Erfrischungsgetränke jemand trinkt, desto wahrscheinlicher wird er oder sie dick. Andere Studien zeigen, dass auch die Light-Produkte unter den Erfrischungsgetränken den Appetit anregen und dazu führen, dass man mehr isst. Das brachte die Wissenschaftler in Palästina auf die Idee, es könnte eventuell doch nicht der Zucker sein, sondern das Prickeln in den Getränken, das anregt, mehr zu essen. Sie entwickelten dazu einige Experimente. Das erste Experiment führten sie mit Ratten durch. Alle Tiere bekamen dieselbe Nahrung, aber vier verschiedene Getränke: Wasser ohne Kohlensäure, zuckerhaltige Erfrischungsgetränke ohne Kohlensäure, zuckerhaltige Erfrischungsgetränke mit Kohlensäure sowie Light-Erfrischungsgetränke mit Kohlensäure. Danach wurden die Tiere eingehend untersucht. Die Ratten, die Wasser ohne Kohlensäure oder Erfrischungsgetränke ohne Kohlensäure bekommen hatten, wogen am Ende des Experiments deutlich weniger als die Ratten, die Getränke mit Kohlensäure getrunken hatten. Die Gruppe mit kohlensäurefreiem Wasser nahm am wenigsten zu. Die Ratten, die kohlensäurefreie Getränke tranken, fraßen deutlich weniger. Die Forscher stellten fest, dass Ratten, die kohlensäurehaltige Getränke – Wasser oder Erfrischungsgetränke – bekommen hatten, eine höhere Konzentration des appetitanregenden Hormons Ghrelin im Blut aufwiesen.

Am zweiten Experiment beteiligten sich 20 männliche Studenten: Sie nahmen ein leichtes Frühstück zu sich und tranken anschließend eins der vier möglichen Getränke – Wasser ohne Kohlensäure, zuckerhaltige Erfrischungsgetränke ohne Kohlensäure, zuckerhaltige Erfrischungsgetränke mit Kohlensäure und Light-Erfrischungsgetränke mit Kohlensäure. An den Untersuchungstagen wurden ihnen unterschiedliche Getränke angeboten, sodass jeder Teilnehmer am Ende des Experiments alle Getränke probiert hatte. Tägliche Blutproben zeigten, dass die Ghrelin-Konzentration am höchsten war, wenn die Teilnehmer kohlensäurehaltige Getränke zu sich genommen hatten – egal ob es sich dabei um Mineralwasser oder zuckerhaltige Erfrischungsgetränke handelte. Die Forscher schlossen daraus, dass Kohlensäure in Getränken den Appetit anregt, wodurch wir möglicherweise mehr essen.

Die Experimente waren gut konzipiert. Das erste Experiment mit den Ratten lässt jedoch keine Schlussfolgerungen für den Menschen zu. Das zweite, mit den Studenten, erlaubt keine Verallgemeinerungen für die gesamte Bevölkerung. Außerdem wurde in diesem zweiten Experiment nicht aufgezeigt, dass es zu Gewichtszunahmen kam, sondern nur, dass die Ghrelin-Konzentration im Blut nach dem Genuss kohlensäurehaltiger Getränke angestiegen war. Ob dies bei Menschen dazu führt, dass sie mehr essen, ist nicht bewiesen. Das Essverhalten wird von vielen Faktoren beeinflusst. Wie schwer der Faktor „Hungerhormon" wiegt, ist nicht bekannt, doch das macht die Befunde nicht weniger interessant. Sie könnten womöglich erklären, weshalb Menschen, die Light-Produkte trinken, dazu neigen, mehr zu essen als Menschen, die stilles Wasser trinken. Bislang wurde häufig behauptet, Süßstoffe in Light-Getränken seien appetitanregend, demnach könnte es auch die Kohlensäure sein. Zur Bestätigung dieser Vermutung sind weitere Studien notwendig.

UM DIESE STUDIE GEHT'S
Eweis S.D., Abed F., Stiban J., Carbon dioxide in carbonated beverages induces ghrelin release and increased food consumption in male rats: Implications on the onset of obesity. Obesity Research and Clinical Practice. Online veröffentlicht am 19. Februar 2017.

DAS IST DIE EIGENTLICHE NACHRICHT:

+++ Wissenschaftler stellten fest, dass sowohl Mineralwasser mit Kohlensäure als auch Erfrischungsgetränke mit Kohlensäure die Konzentration des appetitanregenden Hormons Ghrelin ansteigen lässt. Ob man von der Kohlensäure zunimmt, ist dennoch nicht gesagt. +++

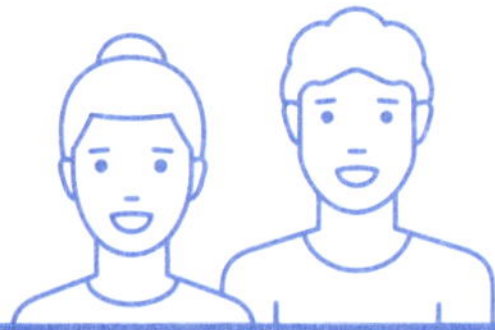

+++ Haustiere stärken die Darmflora von Kindern. Und noch mehr: Kinder, die mit Tieren aufwachsen, leiden später seltener unter Allergien und Adipositas. Das sagen kanadische Forscher. +++

ENTWICKELN SICH KINDER MIT HAUSTIEREN GESÜNDER?

Kanadische Forscher wählten 753 Kinder aus der CHILD-Studie aus. Die Studie war 2009 mit der Befragung schwangerer Frauen gestartet. Die Mütter erhielten einen Fragebogen, in dem sie angeben sollten, ob sie ein Haustier hatten, seit wann sie das Tier besaßen und um welches Tier genau es sich dabei handelte.

Bei den drei Monate alten Säuglingen wurden Stuhlproben genommen, die auf das Vorhandensein von Darmbakterien und die Darmflora, also die Zusammensetzung bestimmter Darmbakterien, untersucht wurden. Die Darmflora von Kindern mit einem Haustier wurde mit der Darmflora von Kindern ohne Haustier verglichen.

Insgesamt hatten 46,8 Prozent der Familien ein Haustier, die meisten besaßen einen Hund, manche eine Katze. Verglichen mit der Darmflora von Kindern ohne Haustier, wies die Darmflora von Kindern mit einem Haustier eine größere Vielfalt an Bakterien auf. Vor allem das Vorhandensein zweier Bakterienstämme (Ruminococcus und Oscillospira) fiel dabei auf. Außerdem fanden die Forscher bei Kindern mit einem Haustier seltener Streptokokken im Darm.

Ein Haustier schützt Kinder somit vor Allergien und →Adipositas im späteren Alter, schlossen die Wissenschaftler daraus. Schließlich hatte sich auch in anderen Studien bereits gezeigt, dass eine „gesündere" Darmflora diese Risiken senkt.

Diese Studie hat nicht selbst erforscht, ob eine vielfältige Darmflora zu weniger Allergien und Adipositas im späteren Leben führt. Frühere Studien haben dies sehr wohl getan und festgestellt, dass eine vielfältige Darmflora tatsächlich als gesünder bezeichnet werden kann. Die Darmflora der Kinder wurde hier nur ein einziges Mal analysiert, nämlich im Alter von drei Monaten. Das beweist nicht, dass diese gesündere Zusammensetzung bis ins höhere Alter bestehen bleibt.

UM DIESE STUDIE GEHT'S
Tun H.M., Konya T., Takaro T.K., u. a., Exposure to household furry pets influences the gut microbiota of infant at 3–4 months following various birth scenarios. Microbiome. Online veröffentlicht am 6. April 2017.

Es gibt andere Methoden, um die Risiken bei Kindern für Allergien und Adipositas zu begrenzen. Dazu gehören das Stillen, gesunde Ernährung, der Verzicht aufs Rauchen während der Schwangerschaft, Kinder vor Tabakrauch zu schützen sowie dafür zu sorgen, dass sich Kinder ausreichend bewegen.

DAS IST DIE EIGENTLICHE NACHRICHT:

+++ Diese Studie zeigt lediglich auf, dass Säuglinge im Alter von drei Monaten, die in einem Haushalt mit Hunden oder Katzen leben, eine vielfältigere Darmflora haben als Säuglinge, die ohne Haustier aufwachsen. Eine größere Vielfalt an Darmbakterien führt in der Regel zu einer stärkeren Immunabwehr. Ob die Kinder später auch weniger Allergien entwickeln und seltener zu Adipositas neigen, wurde nicht untersucht, sondern nur unterstellt. +++

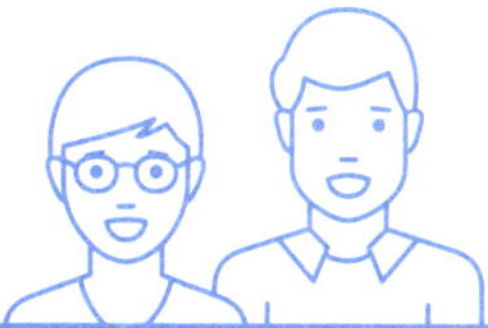

+++ Probiotika im Joghurt verbessern die Gehirnfunktionen und sogar das Gedächtnis von Menschen mit einer Demenzerkrankung, das berichtet Frontiers in Aging Neuroscience. +++

HELFEN PROBIOTISCHE JOGHURTS BEI DEMENZ?

Probiotika sind Bakterien, denen positive Gesundheitsaspekte zugeschrieben werden. Häufig werden sie Joghurts und anderen Milchprodukten zugesetzt. Bekannte Beispiele sind Lactobacillus und Bifidobacterium. Probiotika sollen die Darmflora – die Zusammensetzung der Bakterien, die im Darm leben – günstig beeinflussen. Die Auswirkung der Darmflora auf die Gesundheit ist zurzeit ein beliebtes Forschungsthema.

Iranische Wissenschaftler der Universität von Kaschan führten mit 60 Menschen, die an schwerer Demenz erkrankt waren und ein Durchschnittsalter von 80 Jahren hatten, eine Studien durch. Die Teilnehmer wurden in zwei Gruppen eingeteilt: Eine Gruppe bekam jeden Tag ein Milchgetränk mit Probiotika (200 Milliliter) und die andere Gruppe bekam täglich ein Milchgetränk ohne Probiotika. Nach zwölf Wochen wurden die Gehirnfunktionen aller Personen anhand des validierten MMSE-Fragebogens getestet, der auf Deutsch Mini-Mental-Status-Test genannt wird. Der MMSE überprüft die Denkfähigkeit, das Gedächtnis, das Konzentrationsvermögen, das Erinnerungsvermögen, die Sprache und die Fähigkeit, einfache Aufgaben durchzuführen. Außerdem wurden Blutproben der Testpersonen untersucht.

Die Probiotikagruppe erzielte ein im Durchschnitt um 27,9 Prozent höheres Ergebnis als die Placebogruppe. Auf der 30-Punkte-Skala des MMSE machte die Placebogruppe leichte Rückschritte: von 8,47 auf 8,00, während sich die Gehirnfunktionen der Probiotikagruppe von 8,67 auf 10,57 verbesserten. Das ist eine kleine Verbesserung, und es ist nicht klar, ob sie auch für den Patienten und seine Umgebung spürbar war. Nichtsdestotrotz stimmt dies die Forscher hoffnungsfroh, und sie schließen daraus, dass Probiotika die Gehirnfunktion von Menschen mit einer Alzheimerkrankheit leicht verbessern.

Es handelt sich hierbei um eine verlässlich durchgeführte Studie an einer kleinen Gruppe von Menschen, von denen acht während des Verlaufs der Studie verstarben. Die Studie sollte möglichst noch einmal an einer größeren Gruppen dementer Patienten wiederholt werden. Außerdem ist die Studiendauer von zwölf Wochen angesichts der langsamen Entwicklung einer Alzheimererkrankung sehr kurz. Eine Verbesserung um einige Punkte auf der MMSE-Skala ist in der Realität nicht sehr bedeutsam und vermutlich für Außenstehende kaum wahrnehmbar. Wer über normale Hirnfunktionen verfügt, erzielt ein Ergebnis von mindestens 24 von 30 Punkten. Ein Ergebnis von 10,57 ist noch immer sehr niedrig. Ob eine längere Gabe von Probiotika – eventuell auch in einem früheren Stadium der Demenz – den Unterschied erhöhen kann, muss weiter untersucht werden. Eine Erklärung für dieses Phänomen liegt nicht einfach auf der Hand: Die Forscher vermuten Zusammenhänge zwischen der Darmflora und den Gehirnfunktionen. Doch in diesem Punkt sind sich Wissenschaftler noch nicht sicher.

UM DIESE STUDIE GEHT'S
Akbari E., Asemi Z., Kakhaki R.D., u.a., Effect of Probiotic Supplementation on Cognitive Function and Metabolic Status in Alzheimer's Disease: A Randomized, Double-Blind and Controlled Trial. Frontiers in Aging Neuroscience. Online veröffentlicht am 10. November 2016.

DAS IST DIE EIGENTLICHE NACHRICHT:

+++ Eine kleine Studie zeigt eine Verbesserung der Gehirnfunktionen bei Menschen, die an Alzheimer erkrankt sind und täglich ein Milchprodukt mit Probiotika bekamen. Diese Verbesserung erwies sich jedoch als gering und war für den Patienten und seine Umgebung vermutlich kaum wahrnehmbar. Außerdem dauerte dieses Experiment nur zwölf Wochen. Weitere Untersuchungen wären empfehlenswert. +++

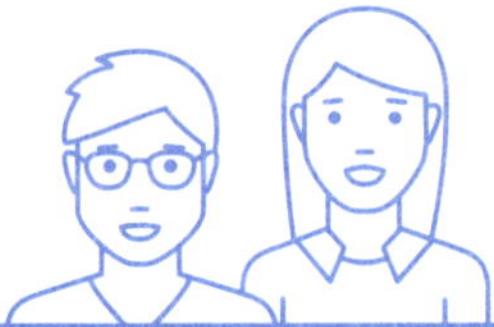

+++ Mitglied in einer Jugendorganisation zu sein verleiht mentale Stärke. Das melden schottische Forscher. So leiden Pfadfinder und Pfadfinderinnen als Erwachsene seltener unter Ängsten und Depressionen. +++

LEIDEN PFADFINDER SELTENER UNTER DEPRESSIONEN?

Wissenschaftler der Universitäten Glasgow und Edinburgh wollten wissen, ob eine Pfandfinder-Mitgliedschaft im Jugendalter im späteren Leben vor Depressionen schützt. Sie sammelten Daten von 9790 Briten, Jahrgang 1958, und interviewten diese, als sie 50 Jahre alt waren. Sie fragten die Teilnehmer der Studie nach ihrer mentalen Gesundheit und ob sie in ihrer Jugend bei den Pfadfindern waren, ein Ehrenamt ausübten oder in einer Kirchengemeinde tätig waren. Bei denjenigen, die bei den Pfadfindern waren, wurde auch notiert, wie lange die Mitgliedschaft dauerte.

Aus den gesammelten Daten geht hervor, dass die 50-Jährigen ihre mentale Gesundheit auf einer Skala von 1 bis 100 im Durchschnitt mit 74,8 bewerteten, wo-

bei hohe Werte für ein hohes Maß an mentaler Gesundheit stehen. Wer 65 Punkte oder weniger angab, wurde von den Forschern als ängstlich oder depressiv eingeteilt. Rund ein Viertel (28 Prozent) der Befragten war in der Jugend als Pfadfinder oder Pfadfinderin aktiv. Die ehemaligen Pfadfinder schnitten im Durchschnitt auf der mentalen Skala um 2,28 Punkte höher ab. In der Gruppe der ehemaligen Pfadfinder waren zudem im Vergleich zu anderen Befragten 18 Prozent weniger ängstlich oder depressiv. Wer aus einer sozial niedrigeren Schicht stammte, punktete in Sachen mentaler Gesundheit im Durchschnitt niedriger, es sei denn, er oder sie waren in ihrer Jugend bei den Pfadfindern.
Mehr noch: Menschen aus einer sozial niedrigeren Bevölkerungsschicht, die Teil einer Jugendorganisation gewesen waren, schnitten in ihrem 50. Lebensjahr auf der Glücksskala besser ab als Menschen aus höheren sozialen Schichten, die nicht Mitglied einer Jugendorganisation waren. Ein Ehrenamt ausgeübt zu haben oder in einer Kirchengemeinde tätig gewesen zu sein hatte entgegen den Erwartungen keinen Effekt auf das mentale Wohlbefinden. Die Forscher schließen daraus, dass Jugendliche, die in einer Jugendorganisation aktiv sind, im Erwachsenenalter mental stärker sind.

Die Unterschiede bei der Bewertung des eigenen mentalen Wohlbefindens sind sehr gering. Die Punktzahl, die sich die Befragten selbst zuschreiben, liegt im Durchschnitt nur um 2,2 Punkte höher. Die Studie kann nicht nachweisen, dass die aktive Mitgliedschaft in einer Jugendorganisation die mentale Stärke im späteren Leben erhöht. Der Effekt könnte auch umgekehrt wirksam sein: Wer sich in seiner Haut wohler fühlt, wird eher Mitglied bei den Pfadfindern. Die Forscher fanden keinen Zusammenhang zwischen der Dauer der Mitgliedschaft in einer Jugendbewegung: Ob es eine kurze oder eine jahrelange Mitgliedschaft war, änderte nichts an der durchschnittlichen Punktzahl. Übrigens zweifelt auch keiner daran, dass Jugendorganisationen helfen, soziale Fähigkeiten wie Kommunikation, Teamfähigkeit und anderes zu entwickeln.

UM DIESE STUDIE GEHT'S
Didden C., Playford C., Mitchell R., Be(ing) prepared: Guide and Scout participation, childhood social position and mental health at age 50 – a prospective birth cohort study. Journal of Epidemiology and Community Health. Online veröffentlicht am 10. November 2016.

Dass es laut der Studie keinen Zusammenhang zwischen ehrenamtlichem Engagement oder der Tätigkeit in kirchlichen Organisationen und mentaler Stärke gibt, ist seltsam und lässt leichte Zweifel an der Glaubwürdigkeit der Ergebnisse aufkommen.

DAS IST DIE EIGENTLICHE NACHRICHT:

+++ 50-Jährige, die früher Mitglied einer Jugendorganisation waren, stehen mental etwas sicherer im Leben als andere, schließen schottische Wissenschaftler. Dabei ist es egal, wie lange die Mitgliedschaft dauerte. Ob es diesen Zusammenhang wirklich gibt, ist nicht nachweisbar, auch wenn es naheliegt, dass Jugendliche in einer Jugendorganisation verschiedene soziale Fähigkeiten lernen, die ihnen im späteren Leben nützlich sein können. +++

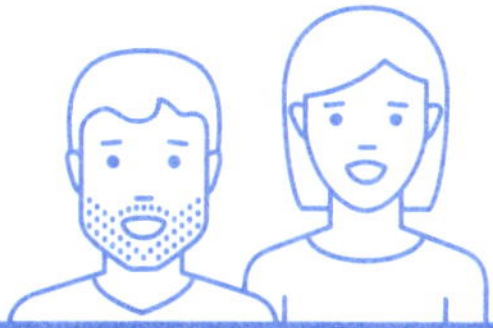

+++ Eine neue Studie behauptet, es sei gesünder, Säuglinge ab einem Alter von vier Monaten nicht mehr im Schlafzimmer der Eltern schlafen zu lassen. +++

SOLLTEN VIER MONATE ALTE BABYS ALLEINE SCHLAFEN?

Amerikanische Wissenschaftler verwendeten für eine Studie Daten, die bei einer Befragung von 230 Eltern zu den Schlafgewohnheiten ihres Babys gesammelt worden waren. Dabei ging es stets um Erstgeborene mit einem gesunden Geburtsgewicht. Die Kinder wurden von Hebammen betreut, die nach drei Wochen und nach vier, sechs und neun Monaten zu Besuch kamen. Die Befragung konzentrierte sich auf die Schlafgewohnheiten der Babys im Alter von vier und neun Monaten und wurde wiederholt, als die Kinder zwölf und 30 Monate alt waren.

Die Eltern wurden nach dem Schlafrhythmus, dem Schlafort (im eigenen Zimmer oder in einem Bett im Zimmer der Eltern), nach nächtlichem Füttern, nach dem Verhalten des Babys nachts und den Reaktionen der Eltern auf dieses nächtliche Verhalten befragt. Von den 230 Babys schliefen 62 Prozent ab dem Alter von vier Monaten in einem eigenen Zimmer, 27 Prozent schliefen im Alter von vier bis neun Monaten in einem eigenen Zimmer und 11 Prozent schliefen nach neun Monaten immer noch im Zimmer der Eltern.

Die Babys, die im Alter ab vier Monaten in einem eigenen Zimmer schliefen, hatten etwas längere Schlafepisoden ohne Unterbrechungen als die Babys, die im Zimmer der Eltern lagen – im Durchschnitt handelte es sich dabei um Episoden von 469 Minuten Schlaf gegenüber durchschnittlich 423 Minuten Schlaf. Im eigenen Zimmer schliefen die Babys durchschnittlich eine Viertelstunde länger pro Nacht. Mit zwölf bis 30 Monaten schliefen die Babys, die schon vor dem Alter von neun Monaten in einem eigenen Zimmer schliefen, im Durchschnitt 45 Minuten pro Nacht länger als diejenigen, die mit neun Monaten noch immer die Nacht im Zimmer der Eltern verbrachten. Eltern, deren Kind im Zimmer schlief, nahmen es, wenn es wach wurde, viermal häufiger in ihr eigenes Bett. Die Forscher schließen daraus, dass ein Baby, das in seinem eigenen Bett im Elternschlafzimmer schläft, weniger Schlaf bekommt und nachts häufiger wach wird.

Die Studie kann nicht aufzeigen, dass es den Schlaf verkürzt oder stört, wenn ein Baby mit vier oder neun Monaten in einem eigenen Bett im Zimmer der Eltern schläft. Es gibt verschiedene Einwände: Vielleicht werden schlecht schlafende Babys eben häufiger ins Zimmer der Eltern gelegt, weil sie schlechte Schläfer sind. Möglicherweise merken es Eltern, deren Kind in ihrem Schlafzimmer schläft, schneller, dass ihr Kind wach ist – die Studie basiert schließlich auf einer Befragung der Eltern. Die Einschätzung der Anzahl der Schlafminuten pro Nacht ist genauso wenig überzeugend, dennoch basieren die Schlussfolgerungen der Studie darauf. Außerdem haben manche Familien nicht genügend Platz für ein eigenes Babyzimmer.

UM DIESE STUDIE GEHT'S
Paul I.M., Hohman E.E., Loken E., u. a., Mother-Infant Room-Sharing and Sleep Outcomes in the insight Study. Pediatrics. Online veröffentlicht am 5. Juni 2017.

DAS IST DIE EIGENTLICHE NACHRICHT:

+++ Diese Studie kann nicht aufzeigen, dass es gesünder sein sollte, Babys ab einem Alter von vier Monaten in einem eigenen Zimmer schlafen zu lassen. Diese Babys schliefen zwar im Durchschnitt etwas länger und mit weniger nächtlichen Unterbrechungen. Die untersuchte Gruppe ist jedoch zu klein, und außerdem gibt es viele mögliche andere Erklärungen für die Ergebnisse. +++

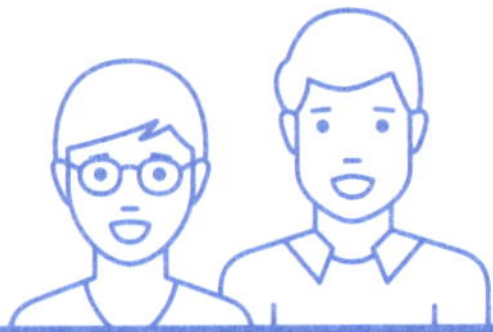

+++ Kinder, die mehr als drei Stunden täglich auf einen Bildschirm starren, haben ein bedeutend höheres Risiko, später an Diabetes vom Typ 2 zu erkranken. Das stellte eine britische Studie fest. +++

ERHÖHT BILDSCHIRMAKTIVITÄT DIABETESRISIKEN BEI KINDERN?

Zwischen 2004 und 2007 sammelten britische Forscher die Gesundheitsdaten von 9- bis 10-jährigen Grundschulkindern in London, Birmingham und Leicester. Folgende Informationen wurden dabei zusammengetragen: Blutzuckerspiegel, Insulinkonzentration, Cholesterinwerte, Blutdruck, Pubertätsmerkmale, Körperfettanteil, Hüftumfang und Gewicht. Zudem wurden die Kinder gefragt, wie viele Stunden sie täglich vor einem Bildschirm verbrachten. Bei den meisten handelte es sich dabei um eine Stunde pro Tag, bei 18 Prozent waren es mehr als drei Stunden pro Tag und 4 Prozent waren nie an einem Bildschirm. Jungen saßen insgesamt viel häufiger am Bildschirm als Mädchen. Die weitere Analyse konzentrierte sich auf

4495 Kinder, von denen 2000 über einen bestimmten Zeitraum mit einem Messgerät ausgestattet wurden, der ihre Körperaktivität erheben sollte. Die Ergebnisse zeigten, dass Kinder, die mehr als drei Stunden pro Tag vor einem Bildschirm sitzen, einen höheren Körperfettanteil haben, ein höheres Insulinniveau und mehr Anzeichen einer →Insulinresistenz aufweisen im Vergleich zu Kindern, die nur eine Stunde oder weniger vor dem Bildschirm verbringen. Daraus leiten die Forscher ab, dass häufige Bildschirmaktivität bereits im Alter von neun bis zehn Jahren das Diabetes-Typ-2-Risiko erhöht.

Die Studie wurde in den Jahren vor der Einführung von Smartphones und Tablets durchgeführt. Vermutlich hocken heute noch mehr Kinder deutlich über drei Stunden täglich an Bildschirmen. Die Stunden am Bildschirm haben wahrscheinlich keine unmittelbare Auswirkung auf das Diabetesrisiko, doch sie gehen Hand in Hand mit verminderter körperlicher Bewegung. Kinder, die mehr als drei Stunden pro Tag in einem Buch lesen, sitzen auch still und haben möglicherweise auch ein erhöhtes Diabetesrisiko, nur wurde das noch nie untersucht.

UM DIESE STUDIE GEHT'S
Nightingale C.M., Rudnicka A.R., Donin A.S., u.a., Screen time is associated with adiposity and insulin resistance in children. Archives in Disease for Childhood. Online veröffentlicht am 13. März 2017.

Kinder brauchen in jedem Fall ausreichend körperliche Bewegung: Sportwissenschaftler empfehlen für Kinder zwischen sechs und elf Jahren mindestens 90 Minuten Bewegung oder 12000 Schritte am Tag und maximal 60 Minuten Fernseh- und Computerkonsum. Die Empfehlung geht auf Wissenschaftler des Karlsruher Instituts für Technologie (KIT) zurück, die an einem entsprechenden Expertenkonsens mitgewirkt haben.

DAS IST DIE EIGENTLICHE NACHRICHT:

+++ Viele Stunden am Bildschirm zu sitzen geht mit wenig körperlicher Bewegung einher, was zu einem höheren Körperfettanteil führt, der wiederum auf Dauer das Diabetes-Typ-2-Risiko erhöht. Dies ist nicht die erste Studie, die Kinder auffordert, sich ausreichend zu bewegen, um auch später gesund zu bleiben. +++

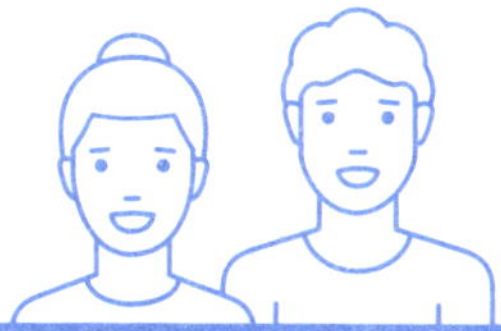

+++ Schwangere Frauen sollten es lieber ruhiger angehen lassen. Zu viel Stress sorgt für mehr Stresshormone im Fruchtwasser, stellte eine Schweizer Studie fest. Das erhöht das Risiko für ADHS und Herzkrankheiten. +++

ERHÖHT STRESS BEI SCHWANGEREN DAS ADHS-RISIKO?

Wissenschaftler der Universität Zürich führten eine Studie an 34 gesunden schwangeren Frauen durch, die eine Fruchtwasserpunktion zur Identifikation möglicher genetischer Schäden geplant hatten. Am Tag der Fruchtwasserpunktion wurde das Gewicht des Fötus mithilfe einer Ultraschalluntersuchung geschätzt. Akuter Stress wurde im Speichel der Frauen über die Konzentration des Stresshormons Kortisol bestimmt, und zwar zu folgenden Zeitpunkten: eine Minute vor der Fruchtwasserpunktion sowie 10, 20, 30, 45 und 60 Minuten danach.

Vor und nach der Punktion führten die Frauen Gespräche mit einem Psychologen über ihre Sorgen, ihre Arbeitssituation, Stress, ihr Leben als Mutter mit zuvor geborenen Kindern und zu anderen Themen. Außerdem wurde die Stresshormon-Konzentration im punktierten Fruchtwasser gemessen. Bei allen 34 Frauen lief die Fruchtwasserpunktion problemlos ab, alle brachten später gesunde Babys zur Welt. Bei der Entbindung wurden erneut Gewicht und Größe der Neugeborenen erhoben.

Die Wissenschaftler stellten fest, dass kurz vor der Untersuchung die Konzentration des Stresshormons im Speichel fast aller Frauen zugenommen hatte. Nach der Punktion normalisierte sich die Konzentration wieder. Ausnahme waren die Frauen, die unter chronischem Stress litten. Bei ihnen blieb die Konzentration des Stresshormons höher, sowohl im Speichel als auch im Fruchtwasser. Gewicht und Größe des Fötus waren zum Zeitpunkt der Punktion bei den Frauen mit chronischem Stress niedriger. Doch dieser Unterschied war zum Zeitpunkt der Geburt nicht mehr vorhanden.

Die Studie schließt daraus, dass chronischer Stress den Anteil des Stresshormons im Fruchtwasser erhöht. Welchen Effekt dies auf die Babys hat, ist nicht bekannt, aber möglicherweise hat es eine Auswirkung auf das spätere Leben.

UM DIESE STUDIE GEHT'S
Marca-Ghaemmaghami P.L., Dainese S.M., Stalla G., u. a., Second-trimester amniotic fluid corticotropinreleasing hormone and urocortin in relation to maternal stress and fetal growth in human pregnancy. Stress. Online veröffentlicht am 21. April 2017.

Die Forscher nehmen in ihrer Studie nicht Bezug auf ADHS oder Herzerkrankungen, obwohl dies in verschiedenen Medien suggeriert wird. Sie haben lediglich eine Zunahme der Konzentration des Stresshormons im Fruchtwasser festgestellt, und zwar bei einer einmaligen Fruchtwasserpunktion, die bei nur 34 Frauen durchgeführt wurde. Möglicherweise gibt es einen Zusammenhang mit einem vorübergehend niedrigeren Gewicht beim Fötus. Doch zum Zeitpunkt der Geburt war dieser Unterschied nicht mehr vorhanden.

Solche unpräzisen Berichte in den Medien sorgen für unnötigen Stress bei schwangeren Frauen.

DAS IST DIE EIGENTLICHE NACHRICHT:

+++ Schweizer Wissenschaftler finden eine höhere Konzentration des Stresshormons Kortisol im Fruchtwasser schwangerer Frauen, die an chronischem Stress leiden. Ob dies Einfluss auf das spätere Verhalten des Babys hat und etwa das ADHS-Risiko erhöht, wurde keineswegs untersucht. +++

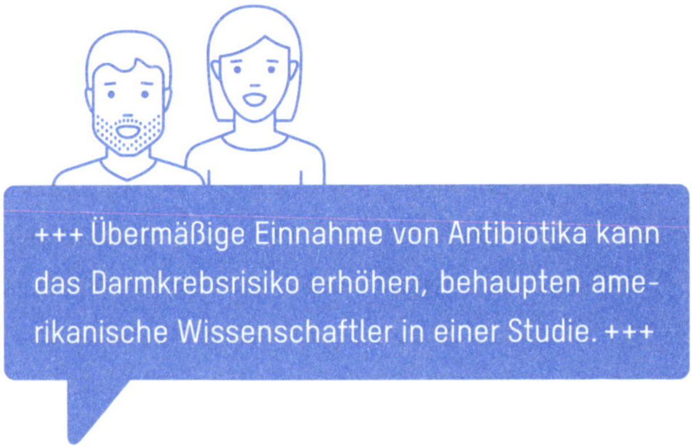

ERHÖHEN ANTIBIOTIKA DAS DARMKREBSRISIKO?

Eine amerikanische Studie fand einen Zusammenhang zwischen der Entstehung von Darmpolypen und der Antibiotikaeinnahme bei Frauen über 60 Jahren. Darmpolypen sind gutartige Geschwulste, die sich zu bösartigen Tumoren entwickeln können. Deshalb ist es wichtig, sie frühzeitig aufzuspüren – beispielsweise über Untersuchungen auf Blut im Stuhl oder über eine Darmspiegelung – und vorsorglich zu entfernen. In dieser Studie wurden die Daten von 16 642 Frauen gesammelt, die alle an der Nurses' Health Study teilgenommen hatten. Dabei handelt es sich um eine groß angelegte Langzeitstudie, die 1976 in den USA startete. Die teilnehmenden Krankenschwestern füllen alle zwei Jahre einen Fragebogen zu ihrem Lebensstil und ihren Lebensgewohnheiten aus. Für diese Teilstudie wurden alle Frauen ausgewählt, die 2004 mindestens 60 Jahre alt waren, keine Krebsvorgeschichte hatten und bei denen mindestens einmal eine Koloskopie (Dickdarmspiegelung) durchgeführt wurde.

Die Frauen wurden befragt, ob bei dieser Koloskopie Darmpolypen gefunden wurden und ob sie in der Vergangenheit Antibiotika eingenommen hatten. Wenn sie Antibiotika eingenommen hatten, sollten sie sagen, wie viel der Medikamente und wann. Von den 16 642 Frauen gaben 1195 an, man habe tatsächlich einen oder mehrere Polypen bei der Koloskopie entdeckt. Für alle Frauen wurde der Antibiotikaverbrauch notiert. Bei den Frauen, die zwischen dem 20. und 39. Lebensjahr mindestens zwei Monate lang Antibiotika geschluckt hatten, stieg das Polypenrisiko um 36 Prozent und bei einer mindestens zweimonatigen Einnahme zwischen dem 40. und 59. Lebensjahr um 69 Prozent. Verglichen mit den Frauen, die nie Antibiotika geschluckt hatten, stieg das Darmpolypenrisiko für diejenigen, die zwischen dem 20. und 59. Lebensjahr zwei Wochen am Stück Antibiotika eingenommen hatten, sogar um 73 Prozent. Die Forscher schlussfolgerten, dass es einen Zusammenhang zwischen Antibiotika und der Entstehung von Darmkrebs geben muss.

Ein Zusammenhang ist noch kein ursächlicher Zusammenhang. Und Darmpolypen sind noch kein Darmkrebs. Die meisten Polypen bleiben gutartig. Die Wissenschaftler haben jedoch auch zahlreiche andere Einflussfaktoren berücksichtigt, unter anderem familiäre Veranlagung, Rauchen, zu wenig körperliche Bewegung, Körpergewicht, Diabetes, die Einnahme von

Aspirin und mehr. Doch nicht alle Einflussfaktoren lassen sich ausschließen. Es könnte zum Beispiel sein, dass nicht die Antibiotika, sondern die Infektion, für die sie verschrieben wurden, der Anlass für die Entstehung von Darmpolypen war. Ein weiterer Schwachpunkt der Studie sind die Angaben über die Einnahme der Antibiotika, denn dafür mussten sich die Teilnehmerinnen auf ihr Gedächtnis verlassen. Es ist nicht einfach zu schätzen, wie viel Antibiotika man in den vergangenen 40 Jahren geschluckt hat, und schon gar nicht, wann das war. Dabei wurden sicherlich Fehler gemacht.

UM DIESE STUDIE GEHT'S
Cao Y., Wu K., Mehta R., u. a., Long-term use of antibiotics and risk of colorectal adenoma. Gut. Online veröffentlicht am 4. April 2017.

Diese Studie dreht sich nur um Frauen; bei Männern wurde dieser Zusammenhang nicht untersucht.

DAS IST DIE EIGENTLICHE NACHRICHT:

+++ Diese Studie findet zwar einen Zusammenhang zwischen der Einnahme von Antibiotika und dem Vorhandensein von Darmpolypen bei Frauen über 60 Jahren, es ist aber nicht sicher, dass die Antibiotika diese Polypen – oder sogar Krebs – verursacht haben. Es gibt keinen Grund zur Panik. Diese Studie ist auch kein Grund, die Antibiotika, die ein Arzt verschrieben hat, nicht einzunehmen oder sie abzusetzen. Antibiotika können bei bestimmten Infektionen Leben retten. Verwenden Sie sie nur, wenn Ihr Arzt der Ansicht ist, die Einnahme sei unumgänglich. +++

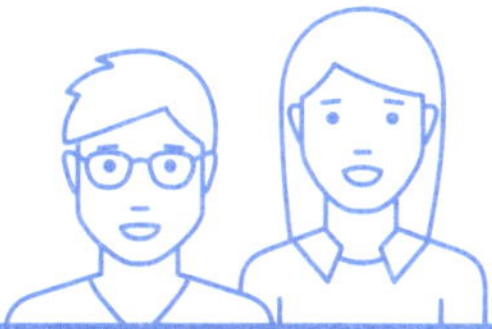

+++ Menschen, die in der Nähe viel befahrener Straßen wohnen, haben später eine höhere Wahrscheinlichkeit, an Demenz zu erkranken. Das zeigt eine groß angelegte kanadische Studie. +++

ERHÖHT DAS WOHNEN AN DER STRASSE DAS DEMENZRISIKO?

Die kanadischen Forscher verwendeten für ihre Studie die Daten von 6,8 Millionen Kanadiern zwischen 55 und 85 Jahren aus der Provinz Ontario. Diese Gruppe wurde zwischen 2001 und 2012 wissenschaftlich begleitet. Die Forscher überprüften, wie viele der Teilnehmer zwischen 55 bis 85 Jahren in diesen 12 Jahren eine Demenz entwickelt hatten. Außerdem erhoben sie, wie viele Menschen der Gesamtgruppe an Parkinson oder Multipler Sklerose (MS) erkrankt waren.

Den Forschern standen darüber hinaus die Adressen aller Teilnehmer im Jahr 1996 – also fünf Jahre vor Beginn der Studie – zur Verfügung. Ausgehend von diesen Adressen, wurden die Teilnehmer in verschiedene Kategorien eingeteilt, je nach der Entfernung ihres

Wohnhauses im Jahr 1996 zu einer viel befahrenen Straße. Es gab folgende Kategorien: weniger als 50 Meter, zwischen 50 und 100 Metern, zwischen 101 und 200 Metern, zwischen 201 und 300 Metern oder noch weiter. In Bezug auf die Diagnosen Demenz, Parkinson und MS stützte man sich auf die kanadische Gesundheitsdatenbank. Bei Menschen, die weniger als 50 Meter von einer viel befahrenen Straße entfernt wohnten, stieg das Demenzrisiko im Folgezeitraum um 7 Prozent. Wer zwischen 50 und 100 Meter weit weg wohnte, hatte ein um 4 Prozent erhöhtes Risiko. Bei einer Entfernung zwischen 101 und 200 Metern stieg das Risiko um 2 Prozent. Für die Erkrankung an Parkinson und MS fand man keinen Zusammenhang mit dem Standort des Wohnhauses.

Die Wissenschaftler stellten fest, dass das Wohnen in der Nähe einer viel befahrenen Straße das Risiko einer Demenzerkrankung leicht erhöhen kann.

Die Studie kann keinen ursächlichen Zusammenhang zwischen Luftverschmutzung und Demenz aufzeigen. Zahlreiche andere Faktoren spielen bei der Entstehung dieser Krankheit eine Rolle wie Rauchen, Ausbildungsniveau, körperliche Aktivität oder der sozioökonomische Status. Allesamt Informationen, die den Forschern nicht vorlagen. Außerdem ist eine Risikosteigerung von 7 Prozent sehr gering. An einer viel befahrenen Straße zu wohnen würde einen 1,07 Mal anfälliger machen für eine Demenz, als wenn

UM DIESE STUDIE GEHT'S
Chen H., Kwong J.C., Copes R., u.a., Living near major roads and the incidence of dementia, Parkinson's disease, and multiple sclerosis: a population-based cohort study. The Lancet. Online veröffentlicht am 4. Januar 2017.

man weit davon entfernt wohnte. Auf individueller Ebene bedeutet eine solche Risikoerhöhung kaum etwas, in Hinblick auf die gesamte Bevölkerung ist es schon eher von Bedeutung, weil sehr viele Menschen an einer Demenz erkranken. Zuvor wurde auch schon aufgezeigt, dass Feinstaubteilchen aus verschmutzter Luft bis ins Gehirn vordringen können. Es ist daher nicht ausgeschlossen, dass sie dort auch Schaden verursachen können. Als Individuum kann man höchstens versuchen, das Einatmen verschmutzter Luft zu vermeiden.

DAS IST DIE EIGENTLICHE NACHRICHT:

+++ Kanadische Wissenschaftler finden etwas häufiger Demenz bei älteren Menschen, die an einer viel befahrenen Straße wohnen, im Vergleich zu Menschen, die mindestens 300 Meter von dieser Straße entfernt leben. Das Risiko soll um den Faktor 1,07 steigen. Auf individueller Ebene ist das nicht viel, doch bezogen auf die Gesamtbevölkerung kann es ins Gewicht fallen, da Demenz häufig auftritt. +++

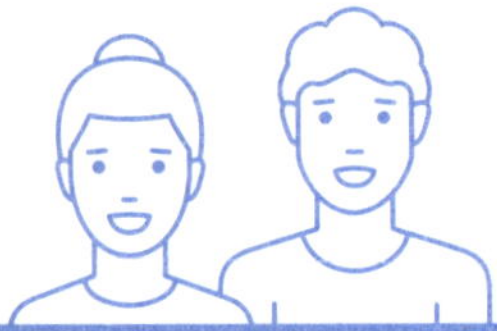

+++ Fruchtbarkeitsexperten warnen alle Männer: Tragt das Mobiltelefon nicht immer in der Hosentasche und telefoniert nicht so oft mobil! Sonst könnte sich die Anzahl eurer Spermien um mehr als die Hälfte vermindern. +++

SCHADEN HANDYS DER SPERMAQUALITÄT?

Männer, die mehr als eine Stunde am Tag mobil telefonieren, riskieren eine verminderte Spermaqualität und Fruchtbarkeitsprobleme, das will eine israelische Studie belegen. Die Forscher bezogen 160 Männer in die Studie mit ein. Im Durchschnitt waren sie 35 Jahre alt und hatten zwischen 2011 und 2012 aufgrund von Fertilitätsproblemen eine Klinik aufgesucht. Die Männer unterzogen sich einer Spermauntersuchung und füllten umfangreiche Fragebögen zu ihren Lebensgewohnheiten aus. Erhoben wurden Aspekte wie Rauchen, Trinken und körperliche Bewegung. Starke Raucher und Trinker sowie Männer mit Diabetes oder Gefäßkrankheiten wurden von der Studie ausgeschlossen. So blieben 80 Männer für die weitere Analyse übrig.

Sie wurden gefragt, ob sie mobil telefonierten (mit Ohrhörer oder am Ohr) und wo sie ihr Mobiltelefon aufbewahrten – zum Beispiel in der Hosentasche oder in der Brusttasche. Außerdem wurden sie gefragt, wie lange sie mobil telefonierten – weniger als 30 Minuten, zwischen 30 und 60 Minuten, zwischen einer Stunde und zwei Stunden oder mehr als zwei Stunden pro Tag. Fast alle Männer verfügten über ein normales Spermavolumen und normal aussehende Samenzellen, doch etwas weniger als die Hälfte von ihnen hatten eine zu niedrige Konzentration an Samenzellen im Sperma. Von den Männern mit der niedrigen Samendichte telefonierten 61 Prozent mindestens eine Stunde am Tag mobil. Im Vergleich dazu telefonierten nur 39 Prozent der Männer, die über eine normale Menge an Samenzellen verfügten, länger als eine Stunde täglich mit dem Handy. Wo sie ihr Mobiltelefon trugen (Hosentasche oder Brusttasche) und ob sie einen Ohrhörer verwendeten oder nicht, hatte in dieser Studie keine Auswirkung auf die Konzentration der Samenzellen.

Die Forscher schlossen daraus, dass häufiges mobiles Telefonieren zwar möglicherweise eine Auswirkung auf die Zahl der Samenzellen in einer Spermaprobe habe, jedoch weder auf die Menge des Spermas noch auf die Form der Samenzellen.

UM DIESE STUDIE GEHT'S
Ziberlicht A., Wiener-Megnazi Z., Sheinfeld Y., u. a., Habits of cell phone usage and sperm quality – does it warrant attention? Reproductive BioMedicine. Online veröffentlicht im September 2015.

Es handelt sich hierbei um eine kleine Studie an nur 80 Männern, die schon beim Start der Studie Probleme mit ihrer Fruchtbarkeit hatten – schließlich wurden sie über eine

Fruchtbarkeitsklinik angeworben. Dass diejenigen, die mehr als eine Stunde pro Tag telefonieren, die niedrigste Samenzellenkonzentration im Sperma haben, kann Zufall sein. Die Studiengruppe ist zu klein für verlässliche Aussagen, ganz zu schweigen davon, dass hier ein Zusammenhang nachgewiesen werden kann.

Ein weiterer Schwachpunkt in der Analyse ist die Schätzung der Zeit: Die Männer sollten selbst angeben, wie viel Zeit sie mit mobilem Telefonieren verbrachten. Auf solche Angaben kann man nicht vertrauen. Übrigens gehörte ein großer Teil der Männer mit einer niedrigen Samenzellenkonzentration zu den ehemaligen Rauchern, was das Ergebnis auch beeinflusst haben kann.

In den Medien wurde berichtet, Männer sollten ihre Mobiltelefone lieber nicht in der Hosentasche tragen, aber diese Studie findet keinen einzigen Unterschied zwischen Hosentasche und Brusttasche. Die Forscher merken selbst an, dass ihre Studie zu begrenzt ist, um verlässliche Aussagen treffen zu können.

DAS IST DIE EIGENTLICHE NACHRICHT:

+++ Diese Studie ist viel zu begrenzt für eine verlässliche Aussage über einen möglichen Zusammenhang zwischen Mobiltelefon-Nutzung und Spermaqualität. Außerdem gab es auch keinen Zusammenhang zwischen der Art und Weise, wie das Mobiltelefon getragen wurde, und der Spermaqualität. +++

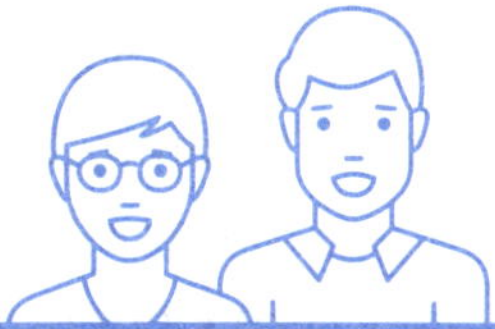

+++ Britische Forscher sagen: Zur Arbeit zu radeln verlängert die Lebenszeit und senkt das Risiko einer schweren Erkrankung. +++

SCHÜTZT DAS RADFAHREN VOR SCHWEREN ERKRANKUNGEN?

Zwischen April 2007 und Dezember 2010 erklärten sich über 500 000 Briten zwischen 40 und 69 Jahren bereit, an einer Studie teilzunehmen, die ihre Gesundheit und ihren Lebensstil mindestens 25 Jahre lang forschend begleiten will. Ziel ist es, Informationen über die Auswirkungen ihres Lebensstils auf die Gesundheit zu sammeln. Forscher der University of Glasgow erstellten eine erste Analyse dieser gigantischen Datenbank. Sie selektierten die Daten von 263 540 Personen mit einem Durchschnittsalter von 52,6 Jahren, die einer Vollzeittätigkeit nachgingen, und erhoben, wie diese zur Arbeit kamen.

Es gab fünf Kategorien: mit dem Auto oder Motorrad, zu Fuß, mit dem Rad, mit öffentlichem Nahverkehr und Fahrrad sowie die Kombination öffentlicher Nahverkehr und Fußweg.

Nach rund fünf Jahren waren 2430 Teilnehmer verstorben, 496 von ihnen an Herz-Kreislauf-Erkrankungen. Außerdem wurden 1110 Herzerkrankungen gemeldet und 3780 Fälle von Krebs. Unter Berücksichtigung von Faktoren wie Rauchen, Gewicht, Sport und Ernährung berechneten Forscher die Folgen der jeweiligen Pendelsituation. Im Vergleich zur inaktiven Gruppe, die mit Auto oder Motorrad zur Arbeit fuhr, hatten Radfahrer den höchsten Gesundheitsgewinn. Für sie verringerte sich das Risiko eines vorzeitigen Todes um 41 Prozent, eines Todes durch Herz-Kreislauf-Erkrankungen um 52 Prozent, eines Todes aufgrund einer Krebserkrankung um 40 Prozent und auf Krebserkrankungen um 40 Prozent. Die Kombination Radfahren und öffentlicher Nahverkehr verringerte die Risiken weniger. Zu Fuß zur Arbeit zu gehen hatte einen geringen Effekt auf das Risiko eines Todes durch Herzerkrankungen.

Es handelt sich um eine gut durchgeführte Studie, doch mit ihr lässt sich nicht beweisen, dass Radfahren die Gesundheit verbessert. Möglicherweise pflegen Menschen, die zur Arbeit radeln, einen gesünderen Lebensstil. Allerdings gibt es viele Studien, die regelmäßige Bewegung als Ursache für eine gute Gesundheit sehen.

UM DIESE STUDIE GEHT'S
Celis-Morales C.A.C., Lyall D.M., Welsh P., u.a., Association between active commuting and incident cardiovascular disease, cancer, and mortality: prospective cohort study. bmj. Online am 19. April 2017.

DAS IST DIE EIGENTLICHE NACHRICHT:

+++ Wer keine Zeit für Sport hat, sollte überlegen, ob es möglich ist, den Weg zur Arbeit oder einen Teil davon mit dem Rad zu fahren. +++

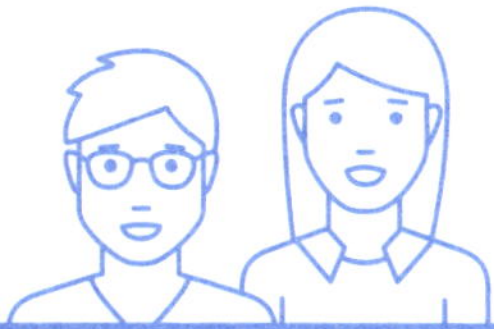

+++ Saunabesuche zur rechten Zeit sollen die Wahrscheinlichkeit der Erkrankung an Demenz und Alzheimer verringern. Sind Saunabesuche ein neues Wundermittel zur Vermeidung von Alterserkrankungen? +++

VERRINGERN REGELMÄSSIGE SAUNABESUCHE DAS DEMENZ-RISIKO?

Forscher einer finnischen Universität sind der Frage nachgegangen, ob es einen Zusammenhang zwischen regelmäßigen Saunabesuchen und dem Risiko, an Alzheimer zu erkranken, gibt. Dafür haben die Wissenschaftler 2315 finnische Männer 20 Jahre lang beobachtet. Zu Beginn der Studie sollten die Teilnehmer angeben, wie oft wöchentlich sie im Durchschnitt in die Sauna gehen. Saunabesuche sind in Finnland, anders als bei uns, alltäglich und Teil der landeseigenen Kultur. Die meisten Studienteilnehmer, insgesamt ßwaren es 1513, besuchten mindestens zwei- bis dreimal wöchentlich die Sauna. 200 Teilnehmer gingen sogar vier- bis siebenmal pro Woche in die Sauna. Die übrigen Teilnehmer waren zumindest an einem Wochentag in der Sauna. Außerdem sammelten die Wissenschaftler verschiedene Daten über den Lebensstil der Männer – zu ihrem Rauchverhalten, zum Alkoholkonsum und zu ihrem Aktivitätsniveau. Auch Gewicht, Größe, Blutdruck, Medikamente und eventuelle Diabetes- oder Herz-Kreislauf-Erkrankungen wurden erfasst. Über Blutuntersuchungen wurden Cholesterin- und Blutzuckerwerte bestimmt. Bei einem jährlichen Follow-up wurde überprüft, wer Demenz oder Alzheimer entwickelte. Nach Ablauf der Studie wurden die Daten statistisch analysiert und um Störfaktoren korrigiert. Das Ergebnis: Verglichen mit nur einem wöchentlichen Saunabesuch, verringern vier bis sieben Saunabesuche pro Woche die Wahrscheinlichkeit einer Erkrankung an Alzheimer um 66 beziehungsweise 65 Prozent.

Die Studie beweist offenbar, dass häufige Saunabesuche das Risiko, an Demenz oder Alzheimer zu erkranken, verringern können. Allerdings ist dazu einiges anzumerken.

Da ausschließlich finnische Männer in die Studie aufgenommen wurden, trifft das Ergebnis ausschließlich auf finnische Männer zu und kann nicht verallgemeinert werden. Zusätzliche Literaturstudien führen leider nicht zu weiteren Erkenntnissen. Zu möglichen positiven Gesundheitseffekten auf Frauen oder andere Nationalitäten kann also keine Aussage gemacht werden. Ein weiteres Manko der Studie besteht

UM DIESE STUDIE GEHT'S
Laukkanen T., Kunutsor S., Kauhanen J., & Laukkanen J.A. (2016). Sauna bathing is inversely associated with dementia and Alzheimer's disease in middle-aged Finnish men. Age and Ageing.

darin, dass die Männer nur zu Beginn der Studie befragt wurden, wie häufig sie die Sauna besuchten. Es wurde nicht berücksichtigt, ob die Saunabesuche im Lauf der Jahrzehnte seltener oder häufiger wurden. Doch solche Verhaltensänderungen könnten das Ergebnis durchaus beeinflusst haben. Außerdem können wir uns fragen, wie entscheidend der festgestellte Zusammenhang ist. Hoher Blutdruck, Diabetes, Fettstoffwechselstörungen und Alkoholmissbrauch sind bekannte Risikofaktoren und fördern eine (vaskuläre) Demenz. Den Forschern zufolge könnte die präventive Wirkung von Saunabesuchen auf Demenzerkrankungen über die Vermeidung bestimmter Risikofaktoren laufen, denn einige Studien zeigen tatsächlich eine mögliche positive Wirkung von Saunabesuchen auf Blutdruck und Herzfunktion. Ebenso könnte durch Saunabesuche die Wahrscheinlichkeit von Herz-Kreislauf-Erkrankungen verringert werden. Zur eingehenden Klärung des Zusammenhangs sind jedoch weitere Studien nötig. Schließlich darf nicht vergessen werden, dass nur sehr häufige Saunabesuche von etwa vier- bis siebenmal pro Woche einen positiven Effekt zu haben schienen.

DAS IST DIE EIGENTLICHE NACHRICHT:

+++ Dass häufige Saunabesuche die Wahrscheinlichkeit einer Erkrankung an Demenz oder Alzheimer verringern, kann die Studie nicht eindeutig beweisen. Doch das sollte niemanden davon abhalten, einen wohltuenden Saunabesuch zu genießen! +++

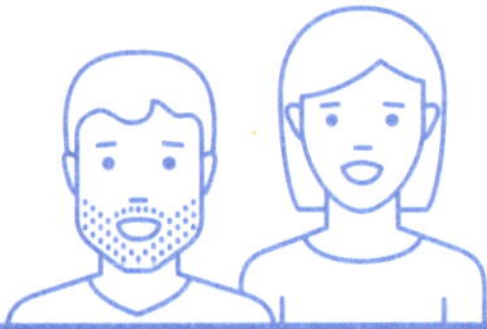

+++ Schon seit Jahren wird diskutiert, ob die Strahlung von Mobiltelefonen möglicherweise Hirntumore verursacht. Eine australische Studie zeigt, dass dies nicht der Fall ist. +++

KÖNNEN MOBILTELEFONE HIRNTUMORE VERURSACHEN?

Wissenschaftler der University of Sydney wollten in der Kontroverse über den Zusammenhang zwischen der Nutzung von Mobiltelefonen und der Entstehung von Hirntumoren Klarheit schaffen. Einige Studien sehen ein leicht erhöhtes Risiko bei Menschen, die sehr viel mobil telefonieren. Außerdem gibt es Menschen, die davon überzeugt sind, dass Mobiltelefone höchst gefährlich sind, wenn man sich häufig ihrer elektromagnetischen Strahlung aussetzt. Die australischen Forscher untersuchten die Fragestellung anhand von Daten aus dem nationalen Krebsregister.

Sie verglichen, bei wie vielen Menschen seit der Einführung des Mobiltelefons in Australien 1987 ein Hirntumor diagnostiziert wurde, und legten dabei die in früheren Studien gemachte Annahme zugrunde, dass sich das Risiko für Hirntumore nach zehn Jahren mobilen Telefonierens um einen Faktor 1,5 erhöht. Demnach hätten in einem Zeitraum von 30 Jahren erheblich mehr Hirntumore auftreten müssen. In Australien stieg die Zahl der Handynutzer in den letzten 30 Jahren von 0 Prozent auf 94 Prozent. Zwischen 1982 und 2012 wurde bei 19 858 Männern und 14 222 Frauen ein Hirntumor diagnostiziert. Im Vergleich zu der Zeit vor der Einführung des Mobiltelefons gibt es keinen nennenswerten Anstieg diagnostizierter Hirntumore. Bei Frauen ist keiner zu erkennen, bei Männern nur ein leichter in der Gruppe 70 Jahre und älter. Grund dafür ist vermutlich die bessere Diagnostik. Die Forscher schließen daraus, dass 30 Jahre mobiles Telefonieren in Australien nicht zu mehr Hirntumoren geführt hat.

Die Studie hat mehrere Stärken: Sie erfasst alle Fälle von meldepflichtigen Hirntumoren in Australien und eine sehr große Gruppe von Menschen. Obwohl diese Art von Studien keine Aussagen über individuelle Risiken ermöglicht, sind die Zahlen beruhigend. Angenommen, es gäbe dennoch ein leicht erhöhtes Risiko bei häufigen Handynutzern, dann ist dieses Risiko sehr klein.

UM DIESE STUDIE GEHT'S
Chapman S., Azizi L., Luo Q., Sitas F., Has the incidence of brain cancer risen in Australia since the introduction of mobile phones 29 years ago? Cancer Epidemiology. Online veröffentlicht am 5. Mai 2016.

DAS IST DIE EIGENTLICHE NACHRICHT:

+++ Eine große australische Studie, die den Zeitraum von 30 Jahren untersucht, findet keinen Zusammenhang zwischen mobilem Telefonieren und Hirntumoren. +++

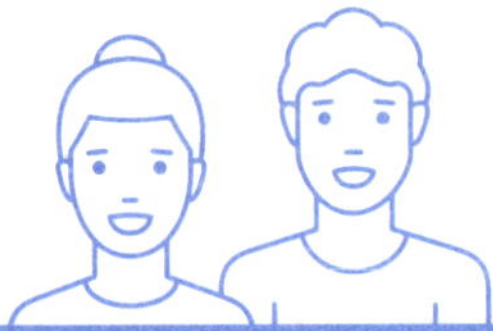

+++ Der neue Präsident der Vereinigten Staaten verwendet ein Medikament gegen Haarausfall: Finasterid. Diese Pille ist nicht ganz ohne, denn sie verfünffacht das Risiko, an Erektionsstörungen zu leiden. +++

VERURSACHT EINE PILLE GEGEN HAARAUSFALL IMPOTENZ?

Vermutlich hat Trumps Hausarzt aus dem Nähkästchen geplaudert, denn so ziemlich alle amerikanischen Zeitungen haben berichtet, der Präsident schlucke Finasterid gegen Haarausfall. Das waren gute Nachrichten für Wissenschaftler aus Chicago, denn das Interesse an ihrer Studie zu dem Thema war sofort groß. Anhand der elektronischen Krankenakten von 691268 Männern aus Chicago hatten sie herausgefiltert, wie viele von ihnen 5-Alpha-Reduktase-Hemmer nahmen. Das sind Medikamente, die in niedriger Dosis (weniger als 1,25 Milligramm) bei Haarausfall verschrieben werden und in höherer Dosis (5 Milligramm) bei gutartiger Prostatavergrößerung.

In dieser Medikamenten-Gruppe gibt es zwei Mittel: Finasterid und Dutasterid. Sie blockieren das männliche Hormon Testosteron, wodurch eine vergrößerte Prostata ein wenig schrumpft und in niedrigerer Dosis Haarausfall bei Männern vermindert wird. Finasterid wird dabei am häufigsten verwendet.

Von 5-Alpha-Reduktase-Hemmern weiß man, dass sie zu Libidoverlust und Erektionsproblemen führen können, was auch auf den Beipackzetteln steht. Die Forscher gingen der Frage nach, in wie vielen Krankenakten Erektionsprobleme angegeben wurden. Von den 17 475 Männern, die 5-Alpha-Reduktase-Hemmer einnahmen, gab jeder Siebzehnte an, Erektionsprobleme zu haben – bedeutend mehr als bei Männern, die diese Mittel nicht einnahmen. Je länger das Medikament eingenommen wurde, desto höher lag die Wahrscheinlichkeit für Erektionsstörungen.

Für gewöhnlich verschwinden Erektionsprobleme sofort nach Beendigung der Therapie, doch bei 1,4 Prozent der Patienten waren die Störungen drei Monate nach dem Absetzen noch nicht verschwunden. Junge Männer, die eine niedrige Dosis Finasterid schluckten, hatten in 1 von 31 Fällen Erektionsprobleme. Bei 0,8 Prozent blieben die Störungen auch nach Behandlungsende, vor allem wenn sie länger als 205 Tage Finasterid eingenommen hatten.

Die Studie hat nichts Neues zu berichten: Finasterid und verwandte Produkte können zu Erektionsstörungen führen, auch bei jungen Männern und auch bei einer niedrigen Dosis ge-

UM DIESE STUDIE GEHT'S
Kiguradze T., Temps W.H., Yarnold P.R., u.a., Persistent erectile dysfunction in men exposed to the 5a-reductase inhibitors, finasteride, or dutasteride. Online veröffentlicht am 9. März 2017.

gen Haarausfall. Libidoverlust und Erektionsprobleme verschwinden in der Regel, wenn die Behandlung beendet wird, aber in seltenen Fällen halten sie länger an.

DAS IST DIE EIGENTLICHE NACHRICHT:

+++ Diese Studie bestätigt, was im Beipackzettel steht: Finasterid, das gegen Haarausfall verwendet wird, kann Erektionsprobleme als Nebenwirkung haben. In der Regel verschwinden die Probleme gleich nach dem Absetzen des Medikaments. +++

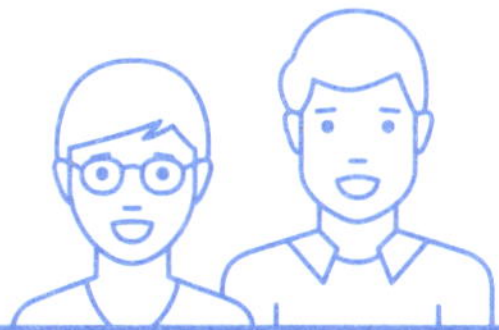

+++ Forscher entdeckten, dass sich bei Rauchern in jeder Lungenzelle durchschnittlich 150 Mutationen pro Jahr bilden, wenn sie eine Packung Zigaretten täglich rauchen. Durch diese Veränderung der DNA kann Rauchen mehr als zehn Krebsarten verursachen. +++

VERURSACHT RAUCHEN VERHEERENDEN GENETISCHEN SCHADEN IN DER LUNGE?

Eine amerikanische Krebsstudie analysierte das genetische Material (DNA) aus 5243 Proben, die aus Lungen-, Mund-, Kehlkopf-, Leber-, Nieren-, Blasen-, Gebärmutterhals- und Bauchspeicheldrüsenkrebsgewebe entnommen wurden. Von den Proben stammten 2490 von Rauchern und 1062 von Menschen, die niemals geraucht hatten. Proben von Menschen, die früher geraucht und mittlerweile damit aufgehört hatten, wurden nicht untersucht.

Die Wissenschaftler verglichen die Zahl der Mutationen (genetischen Veränderungen) in den Proben beider Gruppen und stellten fest, dass in den Proben der Raucher viel mehr genetische Mutationen auftraten als in den Proben von denjenigen, die niemals geraucht hatten. Das betraf vor allem die Proben von Lungen-, Kehlkopf-, Leber- und Nierenkrebsgewebe.

Definierte Genmutationen wurden häufiger bei Rauchern als bei den untersuchten Nichtrauchern gefunden. Diese spezifischen Mutationen bei Rauchern fand man in geringerem Maße auch bei Menschen, die nie geraucht haben. Möglicherweise sind sie eine Folge des Passivrauchens. Womöglich hatten diese Menschen doch irgendwann einmal geraucht, dies jedoch verschwiegen.

Die Forscher berechneten, dass die Zahl der Mutationen in Abhängigkeit zur Anzahl der „Päckchenjahre" steht. Ein Päckchenjahr ist dabei die Einheit für ein Jahr lang täglich ein Päckchen Zigaretten rauchen. Ein Jahr jeden Tag ein Päckchen Zigaretten zu rauchen verursacht 150 zusätzliche Mutationen in den Lungenzellen, 97 Mutationen in den Schleimhautzellen des Kehlkopfs, 39 Mutationen in der Halsschleimhaut, 23 Mutationen im Mund, 18 in der Blase und 6 in der Leber.

Die Wissenschaftler schließen daraus, dass Rauchen dem genetischen Material schwere Schäden zufügt. Als Folge dessen wird das Risiko für verschiedene Krebsarten, vor allem für Lungen- und Kehlkopfkrebs, erhöht.

Diese Studie betont wieder einmal die verhängnisvollen Folgen des Rauchens für die Gesundheit. Krebs ist schließlich die Folge genetischer Veränderungen, die unter dem Einfluss ungesunder Gewohnheiten wie

Rauchen entstehen. Das Krebsrisiko steigt mit jeder genetischen Mutation. Zigarettenrauch enthält etwa 60 Chemikalien, die nachweislich krebserregend wirken. Wie diese Stoffe das genetische Material genau beeinflussen, ist nicht bekannt. Ob ein Rauchstopp den genetischen Schaden umkehren kann, wissen wir genauso wenig. Zumindest aber führt ein Rauchstopp zu einer Begrenzung weiterer genetischer Schäden.

UM DIESE STUDIE GEHT'S
Alexandrov L.B., Seok Ju Y., Haase K., u.a., Mutational signatures associated with tobacco smoking in human cancer. Science. Online veröffentlicht am 4. November 2016.

Dieser Studie nach müsste jemand, der 20 Jahre lang ein Päckchen pro Tag raucht, 3000 Mutationen in den Lungenzellen haben. Das sind jedoch theoretische Schätzwerte. Ob das in Wirklichkeit für jedes Individuum auch der Fall ist, kann diese Studie nicht nachweisen.

Das Rauchen einzustellen ist das Beste, was Sie für Ihre Gesundheit tun können!

DAS IST DIE EIGENTLICHE NACHRICHT:

+++ Eine Studie, bei der Tausende von Krebsgewebeproben untersucht wurden, die von Rauchern und von Menschen stammten, die nie geraucht haben, zeigt, dass die DNA des Gewebes bei Rauchern viel stärker beschädigt ist als bei denjenigen, die niemals geraucht haben. Das gilt vor allem für Gewebe von Lungenkrebs, aber auch für verschiedene andere Krebsarten wie Kehlkopf-, Mund-, Blasen- und Leberkrebs. +++

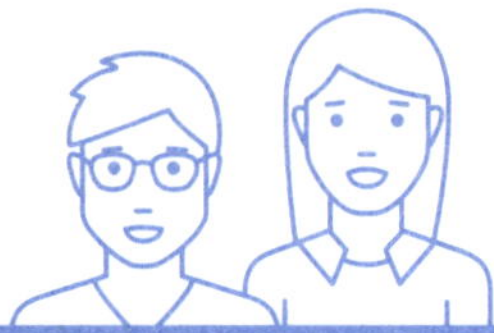

+++ Erfrischungsgetränke sind nach wie vor beliebt. Vor allem Jugendliche konsumieren sie gern. Erhöhen sie dadurch ihr Risiko, an Diabetes zu erkranken? +++

VERURSACHEN ERFRISCHUNGS-GETRÄNKE DIABETES?

In einer neuen Studie, die in Schweden durchgeführt wurde, ist man der Frage nachgegangen, ob ein Zusammenhang zwischen dem Konsum von Erfrischungsgetränken und der Entwicklung von Diabetes festzustellen ist. Dazu wurden die Mengen an konsumierten Erfrischungsgetränken bei 1493 Diabetikern und 1371 Nicht-Diabetikern miteinander verglichen. Die Wissenschaftler benutzten einen validierten Fragebogen, um zu erheben, wie oft und wie viele Erfrischungsgetränke konsumiert wurden. Unterschieden wurde zwischen zuckerhaltigen Erfrischungsgetränken und Light-Produkten. Fruchtsäfte zählten nicht mit. Auch andere Ernährungsdaten wurden berücksichtigt.

Die Forscher schlossen aus ihren Analysen, dass zwei Gläser Erfrischungsgetränke (400 Milliliter) pro

Tag das Risiko einer Diabeteserkrankung verdoppeln. Jede zusätzlichen 200 Milliliter sollen das Risiko um weitere 20 Prozent erhöhen. Dieser Zusammenhang wurde kleiner, blieb aber bestehen, nachdem auf →Body-Mass-Index (BMI) und Energiezufuhr korrigiert wurde. Auch Light-Produkte unter den Erfrischungsgetränken sollen das Risiko erhöhen, aber in geringerem Maße.

Dies ist nicht die erste Studie, die einen Zusammenhang zwischen dem Konsum von Erfrischungsgetränken und der Entwicklung von Diabetes aufzeigt. In einer 2014 erschienenen →Metaanalyse auf Grundlage der Daten aus neun großen →prospektiven Studien kam man zur gleichen Schlussfolgerung: Eine Dose mit einem Erfrischungsgetränk (330 Milliliter) pro Tag erhöht das Risiko für Diabetes um 20 Prozent. Die Metaanalyse umfasste 280 000 Teilnehmer, die zwischen ihrem 7. und 24. Lebensjahr untersucht wurden und von denen schließlich 22 000 Teilnehmer Diabetes entwickelten. Auch hier gab es einen Zusammenhang, der wurde aber kleiner, wenn auf den BMI korrigiert wurde.

UM DIESE STUDIE GEHT'S
Löfvenborg J.E., Andersson T., Carlsson P.O., Dorkhan M., Groop L., Martinell M., & Carlsson S. (2016). Sweetened beverage intake and risk of latent autoimmune diabetes in adults (lada) and type 2 diabetes. European Journal of Endocrinology, 175(6), 605–614.

Diese Ergebnisse unterstützen die Hypothese, dass Erfrischungsgetränke zu einer höheren Energieaufnahme führen und auf diese Weise Übergewicht Vorschub leisten. Dieser Sachverhalt bestätigte sich auch in der schwedischen Studie – Übergewicht ist ein bekannter Risikofaktor bei Diabetes. Aber die Tatsache, dass dieser Zusammenhang auch nach der Korrektur auf den BMI bestehen bleibt, zeigt, dass möglicherweise mehr dahintersteckt. Zuckerhaltige Erfrischungsgetränke könnten aufgrund ihres Einflusses auf den Blutzuckerspiegel und die entsprechende Insulinantwort einer Diabeteserkrankung unmittelbaren Vorschub leisten.

Der positive Zusammenhang zwischen Light-Erfrischungsgetränken und der Wahrscheinlichkeit, an Diabetes zu erkranken, kann dadurch nicht erklärt werden. Eine wichtige Anmerkung ist, dass die Ergebnisse für die Light-Produkte weniger eindeutig sind: Nicht alle Studien deuten auf einen positiven Zusammenhang hin. Wahrscheinlich ist der Zusammenhang einer umgekehrten Ursache zuzuschreiben: Aus den Daten der schwedischen Studie wie auch der europäischen Langzeitstudie EPIC (European Prospective Investigation into Cancer and Nutrition) geht hervor, dass Personen, die bereits zu Beginn der Studie einen höheren BMI hatten, häufiger Light-Getränke tranken. Vielleicht ist es nicht so, dass sie eine höhere Wahrscheinlichkeit einer Diabeteserkrankung hatten, weil sie Light-Produkte tranken, sondern dass sie die Erfrischung light bevorzugten, weil sie zu viel Gewicht auf die Waage brachten.

DAS IST DIE EIGENTLICHE NACHRICHT:

+++ Es gibt Hinweise darauf, dass der tägliche Konsum von einem oder zwei Gläsern zuckerhaltigem Erfrischungsgetränk zur Entwicklung von Diabetes beitragen kann, aber die wissenschaftlichen Belege sind nicht eindeutig. Also lieber in Maßen konsumieren! +++

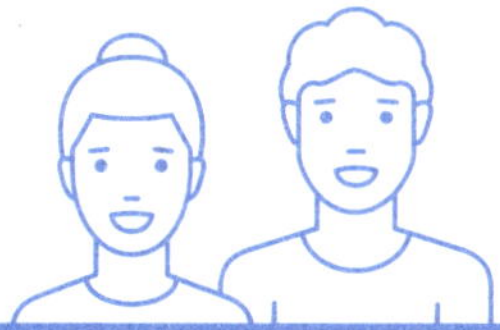

+++ Menschen mit einem ungesunden Lebensstil erkranken mit höherer Wahrscheinlichkeit als andere an Demenz. So wird berichtet. +++

HILFT EIN GESUNDER LEBENSSTIL DEMENZ VORZUBEUGEN?

Wissenschaftler aus mehreren westeuropäischen Ländern untersuchten in einer auf acht Jahre angelegten Studie insgesamt 10 000 Personen, die im Durchschnitt 73 Jahre alt waren. Während des Verlaufs der Studie erkrankten 12 Prozent von ihnen an Demenz. Es stellte sich heraus, dass diejenigen, die dement wurden, häufiger hohen Blutdruck oder erhöhte Cholesterinwerte hatten, dass sie körperlich weniger aktiv waren und dass mehr Raucher unter ihnen waren. Die Forscher schließen daraus, dass eine Korrektur der Risikofaktoren wie Rauchen und ein gesunder Lebensstil die Wahrscheinlichkeit einer Demenzerkrankung senkt.

Ihre Schlussfolgerung ist jedoch auf Grundlage dieser Studie nicht gerechtfertigt. Es ist nicht so, dass ein ungesunder Lebensstil Demenz verursacht, nur weil es einen Zusammenhang zwischen hohem Blutdruck und

Demenz gibt. Dieser ursächliche Zusammenhang ist möglich, wird aber hier nicht nachgewiesen. Es könnte sein, dass andere Faktoren eine Rolle spielen. Ein Beispiel kann dies verdeutlichen: Menschen, die viel Alkohol trinken, erkranken häufiger an Lungenkrebs als Abstinenzler. Daraus könnte man schließen, Alkohol sei Ursache für Lungenkrebs. Das ist nicht der Fall. Menschen, die viel trinken, sind oft Raucher.

Andere Studien zeigen, dass Demenz und auch Herzinfarkte in den letzten Jahren seltener auftreten, vor allem bei Menschen mit hohem Bildungsstand. Das kann ein Indiz sein, dass ein gesunder Lebensstil nicht nur zu weniger Herzinfarkten führt, sondern auch die Zahl der Demenzerkrankungen verringert. Menschen mit hohem Bildungsstand leben meist gesünder: Sie rauchen weniger, bewegen sich mehr und essen gesund. Diese Gruppe soll durch ihren gesünderen Lebensstil seltener an Demenz erkranken. In wissenschaftlichen Studien ist der Effekt auf die Entstehung von Demenz nicht eindeutig. Die Behandlung von hohem Blutdruck führt beispielsweise nicht zu vermindertem Demenzrisiko.

UM DIESE STUDIE GEHT'S
Vos S.J.B. u.a., Modifiable Risk Factors for Prevention of Dementia in Midlife, Late Life and the Oldest-Old: Validation of the libra Index. J. Alzheimers Dis. 2017; 58(2):537–547.

DAS IST DIE EIGENTLICHE NACHRICHT:

+++ Studien suggerieren, dass Menschen mit gesundem Lebensstil weniger wahrscheinlich an Demenz erkranken, aber ein ursächlicher Zusammenhang ist nicht sicher nachweisbar. +++

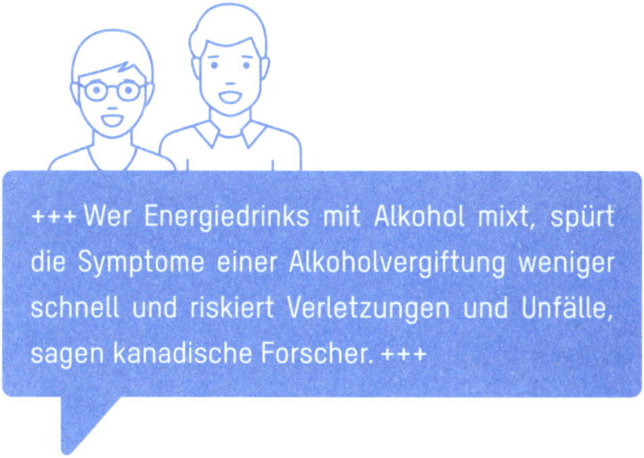

IST DIE KOMBINATION ALKOHOL UND ENERGYDRINKS RISKANT?

Kanadische Wissenschaftler analysierten sämtliche Studien, die zwischen 1981 und 2016 veröffentlicht wurden und sich mit dem Einfluss von Alkohol und koffeinhaltigen Getränken (Energydrinks) einerseits und Unfällen oder Verletzungen andererseits beschäftigen. 10 von 13 der Studien schlussfolgerten, dass solche Cocktails das Unfallrisiko erhöhen, während drei Studien diesen Zusammenhang nicht bestätigten. Unter diesen letzten drei Analysen stellte eine fest, Alkohol allein erhöhe das Risiko mehr als Alkohol in Kombination mit Koffein. Die kanadischen Forscher kamen zu dem Schluss, ihre Übersichtsstudie gestatte keine Aussagen darüber, was riskanter sei – alkoholhaltige Getränke allein oder Alkohol-Koffein-Mischungen –, weil die einzelnen Studien sehr unterschiedliche Methoden verwendeten. Die meisten stützten sich auf Fragebögen, die größtenteils von Jugendlichen ausgefüllt wurden. Doch die Fragen waren zu unterschiedlich, um eine allgemeine Erkenntnis zuzulassen. Also begrenzten sie ihre Schlussfolgerung darauf, dass Alkohol-Koffein-Cocktails das Unfallrisiko wahrscheinlich erhöhen, dass sich dieses Risiko jedoch nicht quantifizieren lässt.

Suchtexperten nehmen an, dass koffeinhaltige Getränke den Rauscheffekt von Alkohol überdecken. In Folge neigt man dazu, mehr zu trinken, oder weil man sich weniger schnell betrunken fühlt. Auch ist man eher geneigt, Risiken einzugehen – beispielsweise betrunken Auto zu fahren.

UM DIESE STUDIE GEHT'S
Roemer A., Stockwell T., u.a., Alcohol Mixed With Energy Drinks and Risk of Injury: A Systematic Review. Journal of Studies on Alcohol and Drugs. Online veröffentlicht am 21. März 2017.

Zu viel Koffein kann zu einer Koffeinvergiftung führen. Mehr als 400 Milligramm pro Tag sind schädlich. Eine einzige 250-Milliliter-Dose eines Energydrinks enthält ungefähr 80 Milligramm Koffein, so viel wie eine Tasse starker Kaffee. Eine hohe Aufnahme an Koffein – zum Beispiel durch Kaffee und koffeinhaltige Cocktails – kann Übelkeit, Erbrechen, Unruhe und Schlaflosigkeit verursachen.

DAS IST DIE EIGENTLICHE NACHRICHT:

+++ Mit dem übermäßigen Genuss von Energydrinks und Alkohol steigt das Risiko, sich zu betrinken. Koffein kann die Rauscheffekte von Alkohol überdecken, wodurch manche Menschen möglicherweise dazu neigen, mehr zu trinken oder mehr Risiken einzugehen. +++

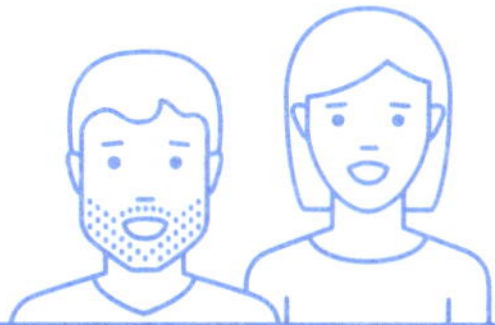

+++ Die Diskussionen darüber, welche Ernährungsform am besten für die Gesundheit ist, reißen nicht ab. So heißt es unter anderem, Bill Clinton habe durch eine vegane Ernährung seine Herzkrankheit in den Griff bekommen. +++

WELCHEN EFFEKT HAT ERNÄHRUNG AUF DIE GESUNDHEIT?

Ein Vortrag über die Beziehung zwischen Ernährung und Gesundheit sorgte auf einem Kongress der europäischen Kardiologenvereinigung für Aufsehen.

Salim Yusuf von der kanadischen McMaster University zerpflückte etliche der gängigen Ernährungsempfehlungen und stützte sich dabei besonders auf die Empfehlungen der PURE-Studie, die seit 2002 die Ernährungsgewohnheiten von 150 000 Menschen aus 17 verschiedenen Ländern untersucht. Diese stellte fest, dass die Zahl der Herzerkrankungen stieg, je höher der Anteil an Kohlenhydraten (unter anderem Zucker) in der Nahrung war – und umgekehrt: je mehr Fett, desto weniger Herzkrankheiten. Die Empfehlung, die Energiequelle Fett zugunsten von Kohlenhydraten zu reduzieren, ist laut dieser Studie also schädlich. Oder doch nicht?

Es ist einfach, Ernährungsstudien zu finden, die zu entgegengesetzten Ergebnissen kommen. Das liegt daran, dass es nahezu unmöglich ist, eine verlässliche Studie durchzuführen, welche die Auswirkungen von Ernährung auf die Gesundheit beweist. In einer idealen wissenschaftlichen Welt müsste man eine große Anzahl von Menschen finden, die in Gruppen eingeteilt werden und die sich dazu bereit erklären, sich nach einem festgelegten Muster zu ernähren.

UM DIESE STUDIE GEHT'S
https://www.uni-hohenheim.de/fileadmin/user_upload/SNFS_Kommentar_PURE_Studie.pdf

Bei einer solchen „experimentellen" Studie würde dann die Hälfte der Teilnehmer durch Losentscheid dazu bestimmt, in den nächsten 20 Jahren eine vorgeschriebene Diät einzuhalten – etwa vor allem Kohlenhydrate zu essen. Die andere Hälfte der Gruppe müsste eine Diät einhalten, in der die Energie vor allem aus Fetten stammt. Nach 20 Jahren würde man überprüfen, ob Herzkrankheiten in beiden Gruppen unterschiedlich häufig auftreten. Falls ein Unterschied gefunden wird, kann dieser der unterschiedlichen Ernährung zugeschrieben werden. Nur mit einer solchen Methode könnte man mit leidlicher Sicherheit etwas über die Auswirkung von Ernährung auf die Gesundheit sagen. Aber in der Praxis ist eine solche experimentelle Studie nicht realisierbar.

Ein zusätzliches Problem ist, dass viele ältere Studien mit sogenannten →Surrogatparametern gearbeitet haben: Man achtete nicht darauf, welchen Effekt die Ernährung auf die Entstehung von Herzkrankheiten hatte, sondern beschränkte sich auf die Auswirkungen der Ernährung auf den Blut-Cholesterinspiegel. Dabei ging man aus Bequemlichkeit auch davon aus, dass Eingriffe, die das Cholesterin senken, auch das Risiko für Herzerkrankungen senken. Solche Annahmen können zu falschen Schlussfolgerungen führen.

DAS IST DIE EIGENTLICHE NACHRICHT:

+++ Es ist wissenschaftlich schwer zu belegen, ob ein bestimmter Anteil etwa von Fett, Kohlenhydraten, Salz oder Alkohol in der Nahrung der Gesundheit nutzt, ihr schadet oder sich gar nicht auswirkt. +++

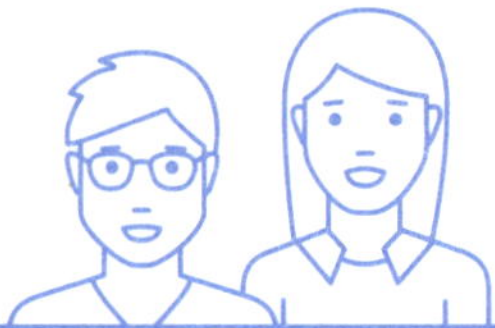

+++ Eine Tasse heißen Tee mit Honig, Vitamin C, eine halbierte Zwiebel auf dem Nachttisch, ätherische Öle inhalieren – gegen Erkältung gibt es viele Mittel. Doch welche wirken? +++

WAS SIND DIE BESTEN MITTEL BEI ERKÄLTUNG?

Schnupfen, Husten, Halsschmerzen und Heiserkeit – Erkältungen sind allgegenwärtig und unangenehm. Empfehlungen, die das Leid lindern oder heilen sollen, sind fast ebenso zahlreich wie die Erkältungsviren selbst. Und Doktor Google weiß offenbar immer Rat.

Erwachsene fangen sich im Durchschnitt zwei bis vier Erkältungen pro Jahr ein, Kinder sechs bis acht. Meist dauern sie ein bis zwei Wochen und ebben dann ab. Es gibt keine effektiven medizinischen Behandlungen für Erkältungen, dafür aber zahlreiche Hausmittel.

Wissenschaftler der Crochane Collaboration, eines weltweiten Netzes von Wissenschaftlern und Ärzten, analysierten wissenschaftliche Studien zu einigen ausgewählten Mitteln, darunter Vitamin C, Parazetamol, Echinacea (Pflanzenextrakt zur Stärkung des Immunsystems), Dampfbäder zum Inhalieren und Knoblauch. Die Ergebnisse sind eher kläglich: Nichts hilft wirklich!

Es hat bereits viele Untersuchungen zum Effekt von Vitamin C als Prävention oder Behandlung von Erkältungen gegeben: Solche Nahrungsergänzungsmittel haben leider keine nennenswerte Wirkung, außer bei Menschen, die extreme sportliche Leistungen erbringen. Das Schmerzmittel Parazetamol kann die Beschwerden ein wenig mildern, hat aber keine Auswirkung auf die Dauer der Erkältung. Die Einnahme von Antibiotika bei Erkältungen ist vollkommen sinnlos, da sie gegen Bakterien wirken und nicht gegen Viren. Außerdem können sie lästige Nebenwirkungen haben. Verglichen mit →Placebos zeigen Echinacea-Extrakte eine schwache günstige Wirkung und können ein wenig lindernd wirken. Das Inhalieren von Dampf zeigte in Studien mit 394 Probanden keinerlei Effekt. Jeden Tag Knoblauch essen oder Knoblauchkapseln schlucken hilft ebenso wenig. Der Effekt der halbierten Zwiebel auf dem Nachttisch wurde nie gründlich untersucht. Wer glaubt, dass heiße Milch oder Tee mit Honig helfen, sollte sie ruhig trinken! Über irgendeine therapeutische Wirkung ist nichts bekannt.

UM DIESE STUDIE GEHT'S
degezondheidswinkel.be/blog/verkoudheid-oplossen-10-grootmoeders-tips-manieren/#gref.

DAS IST DIE EIGENTLICHE NACHRICHT:

+++ Regelmäßiges Händewaschen bleibt die einzige Möglichkeit zur Vermeidung von Erkältungen. Andere präventive Mittel wirken nicht oder kaum. +++

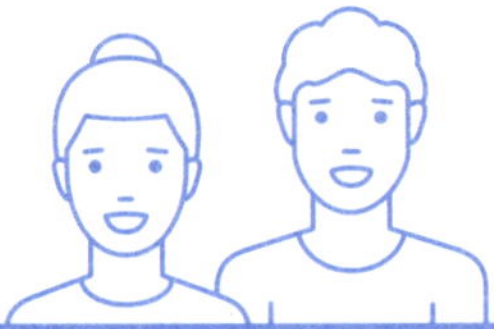

+++ Es gibt ihn wirklich, den Schönheitsschlaf! Dieser altmodische Begriff erlangt dank einer schwedischen Studie neue Bedeutung. Schlafmangel macht nämlich deutlich hässlicher, zumindest deutet einiges darauf hin. +++

MACHT ZU WENIG SCHLAF HÄSSLICH?

Forscher des schwedischen Karolinska-Instituts führten folgendes psychologisches Experiment durch: Sie baten 25 Studenten (15 Frauen und 11 Männer) zwei Nächte wenig (durchschnittlich vier Stunden) und zwei Nächte ausreichend zu schlafen (durchschnittlich acht Stunden). Nach den kurzen und den langen Nächten wurden Porträtfotos der Testpersonen angefertigt und einer Gruppe von 122 Studenten vorgelegt, die Hälfte von ihnen weiblich. Die Studenten und Studentinnen sollten Punkte vergeben: für Attraktivität, für ein gesundes Erscheinungsbild oder ein schläfriges Erscheinungsbild. Außerdem sollten sie die Zuverlässigkeit der Personen auf den Fotos einschätzen. Bei jeder Beurteilung konnten sie Punkte zwischen 0 und 7 verteilen.

Im Vergleich zu den Porträts ausgeschlafener Studenten erzielten die Porträts, die nach den kurzen Nächten entstanden waren, weniger Punkte für Attraktivität (0,09 Punkte weniger), gesundes Erscheinungsbild (0,11 Punkte weniger) und ausgeschlafenes Erscheinungsbild (0,25 Punkte weniger). Bezüglich der Zuverlässigkeit wiesen die Ergebnisse keinen Unterschied auf. Die Forscher stellten auch fest, dass die Beurteilenden angaben, etwas weniger (2,1 Prozent) Lust zu verspüren, mit den schläfrigen Personen Kontakt aufzunehmen als mit den ausgeschlafenen Personen auf den Fotos. Die Schlussfolgerung: Schlafmangel hat einen negativen Einfluss darauf, wie ein Gesicht wahrgenommen wird. Es wirkt weniger attraktiv auf andere.

Jeder, der morgens nach einer viel zu kurzen Nacht in den Spiegel schaut, sieht sofort, dass der eigene Gesichtsausdruck weniger frisch wirkt und dass man weniger gut aussieht. Ob einen das für andere wirklich hässlicher macht? Der Unterschied auf der Sieben-Punkte-Skala war sehr klein und betrug nur 0,09 Punkte. Die Beurteilenden hatten um 2 Prozent weniger Lust, mit der Person Kontakt aufzunehmen, die schlecht geschlafen hatte: Die Frage ist, was diese 2 Prozent in der Realität bedeuten. Nichts, worüber man sich wirklich Sorgen machen müsste!

UM DIESE STUDIE GEHT'S
Sundelin T., Lekander M., Sorjonen K., Axelsson J., Negative effects of restricted sleep on facial appearance and social appeal. Royal Society Open Science. Online veröffentlicht am 17. Mai 2017.

Diese Studie wurde unter einer Gruppe schwedischer Studenten durchgeführt (sie bekamen Eintrittskarten für einen Film, wenn sie mitmachten). Dass die

Ergebnisse so dicht beieinanderliegen, könnte an der niedrigen Teilnahmemotivation der Beurteilenden liegen, vermuten die Forscher.

Ausreichend zu schlafen ist aus anderen Gründen wichtig, nämlich für die Gesundheit. Wer häufig unter Schlafmangel leidet, erhöht das Risiko für Übergewicht, denn wenig Schlaf fördert die Neigung, ungesünder zu essen. Außerdem werden mentale Probleme wie Reizbarkeit oder verminderte Konzentration wahrscheinlicher.

DAS IST DIE EIGENTLICHE NACHRICHT:

+++ Wenn man schlecht geschlafen hat, sollte man nicht in Panik ausbrechen. Die Attraktivität wird auf einer Skala von 7 um 0,09 Punkte sinken – jedenfalls deutet darauf die Befragung von schwedischen Studenten hin, die Fotos von gut ausgeschlafenen und müden Gesichtern beurteilen sollten. Alle Ergebnisse lagen sehr dicht beieinander, was vermuten lässt, dass die Studenten vor allem wegen der Filmtickets mitmachten, die man ihnen für die Beurteilung von 50 Porträts versprochen hatte. Braucht man für so etwas wirklich eine Studie? Dass man weniger attraktiv wirkt, sieht man auch selbst, wenn man nach einer zu kurzen Nacht in den Spiegel schaut. Die Ergebnisse der Studie sollten keinem schlaflose Nächte bereiten! +++

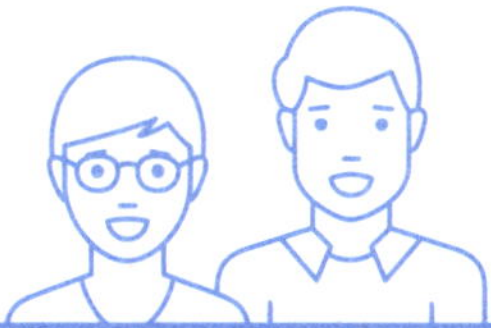

+++ Gin-Liebhaber werden sich freuen: Einer lettischen Studie zufolge sorgt die Spirituose dafür, dass der Körper mehr Kalorien verbrennt. Das ist ein Hinweis darauf, dass das Getränk einen schlank machenden Effekt haben könnte. +++

MACHT GIN DÜNN?

Lettische Wissenschaftler der Universität Sigulda untersuchten die Wirkung von Gin auf Mäuse. Sie stellten fest, dass der Stoffwechsel der Tiere um 17 Prozent gesteigert wird. Die Studie wurde in der Zeitschrift Food & Nature veröffentlicht. Laut Professorin Thisa Lye, die diese Studie leitete, lassen die Befunde darauf schließen, dass Gin auch bei Menschen einen Schlankmacher-Effekt haben kann.

Wir suchten in Medline, der amerikanischen Datenbank für biomedizinische Studien, nach mehr Details über diese Studie. Der Grund: Forscher versuchen, ihre Befunde in einer Zeitschrift zu veröffentlichen, die in der Medline-Datenbank aufgenommen wurde. In Wissenschaftlerkreisen ist das ein erster Hinweis darauf, dass eine Studie einigermaßen seriös ist.

Wir konnten die Gin-Studie nicht in Medline finden. Es zeigte sich auch, dass die Zeitschrift Food & Nature nicht in der Datenbank aufgenommen worden war. Weitere Nachforschungen ergaben, dass es überhaupt keine wissenschaftliche Zeitschrift mit dem Namen Food & Nature gibt. Die weitere Spurensuche im Internet brachte ans Licht, dass eine „Universität von Sigulda" nicht existiert. Wer nach „Sigulda" oder „Lye" sucht, findet vor allem Hinweise auf die Mäusestudie.

UM DIESE STUDIE GEHT'S
nl.metrotime.be.

Schließlich stellte sich heraus, dass ein Artikel zu der Mäusestudie ursprünglich am 1. April von irgendeinem Witzbold im Internet gepostet wurde. In den folgenden Tagen verbreitete sich die Nachricht über die Studie und wurde weltweit für bare Münze genommen. Am 14. April erschien dazu in der britischen Zeitung Daily Mail ein Artikel.

DAS IST DIE EIGENTLICHE NACHRICHT:

+++ Die Ergebnisse dieser vermeintlich wissenschaftlichen Studie wurden in den Medien veröffentlicht, da niemand sie als verspäteten Aprilscherz entlarvt hatte. Dabei verbirgt sich bereits im Namen der Forscherin ein Hinweis auf einen Scherz: Der Klang ihres Namens Thisa Lye erinnert an die englische Formulierung „this is a lie" – auf deutsch „Das ist eine Lüge". +++

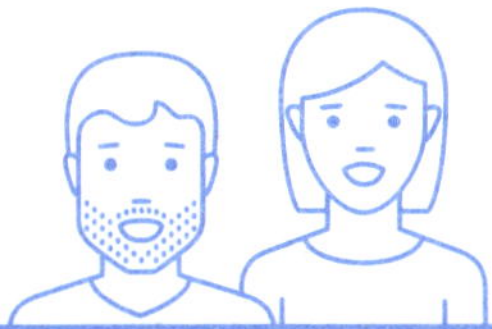

+++ Gute Nachrichten für alle „Schokoholics": Sich hin und wieder einen Riegel Schokolade, einen Schokoladen-Muffin oder ein Stück Schokokuchen zu gönnen schadet nichts! Amerikanischen Wissenschaftlern zufolge macht uns das sogar schlauer. +++

MACHT SCHOKOLADE SCHLAU?

Eine amerikanische Langzeitstudie untersuchte die Auswirkungen von Risikofaktoren für Herz-Kreislauf-Erkrankungen auf die Funktionsfähigkeit des Gehirns. Rund 1000 Versuchspersonen nahmen an dieser Studie teil.

Die Testpersonen füllten nicht nur ausführliche Fragebögen zu ihren Essgewohnheiten aus, zwischen 2001 und 2006 wurden sie auch etlichen →kognitiven Untersuchungen wie zum Beispiel Gedächtnis- und Konzentrationstests unterzogen. Die Wissenschaftler brachten die Ergebnisse der Tests in einen Zusammenhang mit dem Konsum von Schokolade, der in den Fragebögen erhoben wurde. Erfragt wurde jedoch nicht die Art der Schokolade – Zartbitter, weiße Schokolade oder Milchschokolade – und auch nicht die verzehrte Menge, sondern lediglich, wie häufig die Testpersonen Schokolade aßen. Mindestens einmal pro Woche, selten oder nie?

Insgesamt 333 der 1000 Testpersonen hatten außerdem in der Vergangenheit einen Intelligenztest absolviert. Auch die Auswertungen dieser Tests bezogen die Forscher in ihre Studie mit ein. Die Wissenschaftler kamen zu folgendem Ergebnis: Wer mindestens einmal pro Woche Schokolade aß, schnitt bei den kognitiven Tests etwas besser ab als die Versuchspersonen, die selten oder nie Schokolade aßen. Einen Zusammenhang zwischen dem Ergebnis des IQ-Tests und dem Schokoladenkonsum gab es jedoch nicht.

Der regelmäßige Genuss von Schokolade habe daher möglicherweise, so die Forscher, einen günstigen Einfluss auf die Funktionsfähigkeit des Gehirns. Das könnte an Antioxidantien namens Kakaoflavanolen liegen, die typischerweise in Schokolade enthalten sind.

UM DIESE STUDIE GEHT'S
Crichton G.E., Elias M.F., Alkerwi A., Chocolate intake is associated with better cognitive function: The Maine-Syracuse Longitudinal Study. Appetite. Online publiziert am 10. Februar 2016.

Studien, die einen günstigen Effekt von Schokolade unterstellen, machen sich immer gut in den Medien – sogar wenn diese Studien sehr undifferenziert sind. Bei näherem Hinsehen ist auch an der amerikanischen Studie nicht viel dran. Welche Schokolade sollte man essen? Zartbitter oder Vollmilch? Und vor allem: Wie viel müsste man essen, um eine Wirkung zu spüren? Die Studie kann keineswegs nachweisen, dass bessere Ergebnisse bei den kognitiven Tests dem Schokoladenkonsum zuzuschreiben sind. Unklar bleibt auch, in welchem Maß die Schokoesser besser bei den Tests abschnitten. Außerdem könnte es auch noch andere Erklärungen für die Ergebnisse der Studie geben. Zum Beispiel, dass es in dieser Studiengruppe besonders viele Versuchspersonen gab, die ohnehin bei kognitiven Tests besser abschneiden würden und zufällig eine große Vorliebe für Schokolade hatten. Es ist zwar nicht ausgeschlossen, dass Flavanole in Schokolade sich günstig auf das Gehirn auswirken, wie die Studie unterstellt, doch über den Zusammenhang besteht nach wie vor Unklarheit. Ganz sicher wissen wir zum Thema Schokolade nur eins: Die Leckerei enthält sehr viel Zucker und Fett und ist damit eine echte Kalorienbombe.

DAS IST DIE EIGENTLICHE NACHRICHT:

+++ Studien, die günstige Effekte von Schokolade nahelegen, werden in den Medien gerne veröffentlicht. Die amerikanische Studie unterstellte, dass es einen Zusammenhang zwischen wöchentlichem Schokoladenkonsum und besseren Ergebnissen bei bestimmten kognitiven Tests gibt. Doch dieser Zusammenhang ließ sich durch die Studie nicht nachweisen. +++

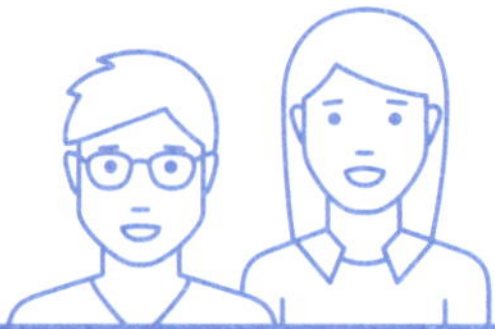

+++ In den kalten Monaten sind Husten und Schnupfen an der Tagesordnung. Am besten macht man sich darüber keine Sorgen. Wer Angst vorm Krankwerden hat, wird schneller krank. Das zeigt eine norwegische Studie. +++

WERDEN HYPOCHONDER SCHNELLER KRANK?

1997 befragten Forscher der norwegischen Universität Bergen eine Gruppe von Personen, die zwischen 1953 und 1958 geboren waren. Sie sollten Angaben zu ihren Ängsten machen und Punkte für das Maß ihrer Besorgnis in Bezug auf ihre Gesundheit vergeben. Außerdem wurden die Teilnehmer körperlich untersucht. Wer an einer Herzerkrankung litt, wurde ausgeschlossen. Im Durchschnitt wurden die Teilnehmer sieben Jahre lang begleitet. 2009 wurde überprüft, wie viele Personen in der Zwischenzeit herzkrank geworden waren oder ob sich ein Zusammenhang zwischen der Angst vor dem Krankwerden und der Entstehung einer Herzkrankheit feststellen ließ. Die Analyse zeigt, dass 710 der 7052 Teilnehmer, also etwa 10 Prozent, sehr um ihre Gesundheit besorgt waren. Man bezeichnet solche Menschen auch als Hypochonder. Von dieser Untergruppe litten inzwischen 6 Prozent an einer Herzkrankheit. In der Gesamtgruppe waren es nur 3 Prozent, also nur halb so viele. Die Forscher schlossen den Einfluss anderer Risikofaktoren wie Alter, Geschlecht, Familienstand, Ausbildungsniveau, Alkoholkonsum, Rauchen, Bewegung, Körpergewicht, Cholesterinwerte, Blutdruck und Diabetes weitestgehend aus.

Ihre Schlussfolgerung lautet, dass große Sorge um die eigene Gesundheit ein möglicher Risikofaktor für die Entwicklung einer Herzkrankheit ist.

Dies ist eine verlässlich durchgeführte Studie, da sie möglichst viele andere Risikofaktoren für die Entwicklung einer Herzkrankheit ausschloss. Auch die Auswahl der echten Hypochonder wurde mithilfe des Fragebogens genau abgegrenzt.

Wenn diese Personen herzkrank wurden, waren die Herzerkrankungen gut durch Krankenakten dokumentiert. Dennoch gestattet der Aufbau der Studie nicht den Beweis, dass die Angst um die Gesundheit auch unmittelbar krank macht. Dabei können immer noch viele, unbekannte Faktoren eine Rolle spielen. Außerdem gibt es keine Erklärung für diesen Zusammenhang.

Andererseits zeigte schon eine frühere Studie von Johan Denollet (Universität Tilburg), dass verschlossene Menschen (Typ D-Persönlichkeit) häufiger Herz-

UM DIESE STUDIE GEHT'S
Berge L.I., Skogen J.C., Sulo G., u.a., Health anxiety and risk of ischaemic heart disease; a prospective cohort study linking the Hordaland Health Study (husk) with the Cardiovascular Diseases in Norway (cvdnor) project. Online veröffentlicht am 3. November 2016.

krankheiten entwickeln. Menschen, die viel „in sich hineinfressen“, und Hypochonder haben zweifelsohne Gemeinsamkeiten.

DAS IST DIE EIGENTLICHE NACHRICHT:

+++ Norwegische Forscher stellten fest, dass Hypochonder ein größeres Risiko haben, herzkrank zu werden. Ob es sich hierbei um einen direkten Zusammenhang handelt, konnten die Forscher nicht aufzeigen. Eine frühere Studie hatte jedoch auch schon einmal in diese Richtung gewiesen. +++

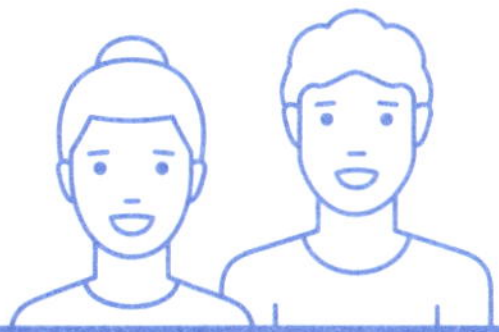

+++ Die Hälfte der Bevölkerung ist zu dick. Eine neue Studie bringt elf Krebsarten in Zusammenhang mit Übergewicht. Offenbar steigt das Krebsrisiko mit dem Übergewicht. +++

FÖRDERT ÜBERGEWICHT ELF KREBSARTEN?

Die Nachricht stammt aus einer Übersichtsstudie, zu der 95 andere Übersichtsstudien zum Zusammenhang zwischen Krebs und Übergewicht herangezogen wurden. Sechs der zehn einbezogenen Studien verwendeten den →Body-Mass-Index (BMI) als Maßstab, andere auch den Hüftumfang. Die Forscher evaluierten für 28 Krebsarten, in welcher Beziehung sie zu einem Übermaß an Körperfett standen. Für elf Krebsarten fanden sie einen starken Zusammenhang, der bei einem höheren BMI weiter anstieg. Dazu gehörten Darmkrebs bei Männern, Mastdarmkrebs bei Männern, Speiseröhrenkrebs, Bauchspeicheldrüsenkrebs, Nierenkrebs, Gebärmutterschleimhautkrebs bei Frauen vor der Menopause, multiple Myelome (Blutkrebs), drei verschiedene Krebsarten der Gallenblase und der Gallenwege sowie Brustkrebs bei Frauen vor der Menopause, die sich nie einer Hormonersatztherapie unterzogen hatten. Für diese letzte Gruppe steigt das Risiko für jede 5 Punkte, die die Frauen zusätzlich auf der BMI-Skala hatten, um 11 Prozent.

Die Forscher betonen, Übergewicht und Adipositas (Fettsucht) würden nicht nur das Risiko von Herz-Kreislauf-Erkrankungen erhöhen, sondern ebenso das Risiko für elf verschiedene Krebsarten.

Übergewicht, vor allem aber →Adipositas, belastet die Gesundheit. Diese Studie bestätigt die schon zuvor aufgezeigten Zusammenhänge mit verschiedenen Krebsarten, kann aber nicht erklären, warum das Krebsrisiko ansteigt. Damit ist noch immer nicht bewiesen, dass Übergewicht ein direkter Risikofaktor für Krebs ist. Möglicherweise spielen auch andere Lebenstilfaktoren mit – beispielsweise mangelnde körperliche Bewegung.

UM DIESE STUDIE GEHT'S
Kyrgiou M., Kalliala I., Markozannes G., u. a., Adiposity and cancer at major anatomical sites: umbrella review of the literature. Online veröffentlicht am 28. Februar 2017.

Die gute Nachricht lautet: Wer abnimmt, verringert auch das Risiko für einige Krebsarten. Und nicht nur das – ein gesundes Gewicht verringert auch das Risiko für Diabetes Typ 2 und Herz-Kreislauf-Erkrankungen.

DAS IST DIE EIGENTLICHE NACHRICHT:

+++ Erneut warnen Wissenschaftler vor einem erhöhten Krebsrisiko bei schwerem Übergewicht. Eine Erklärung für diesen Zusammenhang wurde noch nicht gefunden. Möglicherweise spielen auch andere Faktoren des Lebensstils eine Rolle, etwa mangelnde Bewegung. +++

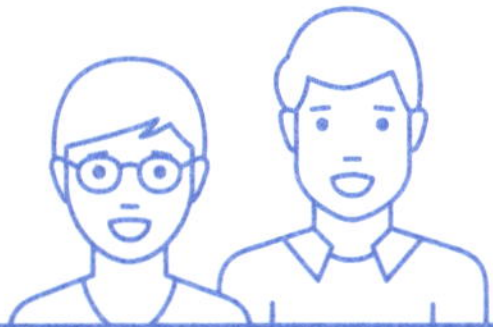

+++ Regelmäßig wird über neue Anwendungen mobiler digitaler Medien im Gesundheitswesen berichtet. Machen solche Apps Sinn? +++

SIND GESUNDHEITS-APPS EIN GEWINN FÜR DIE MEDIZIN?

Laut einer Studie der EU sollte „mobile health" – die Unterstützung medizinischer Verfahren und Maßnahmen zur Gesundheitsvorsorge durch Geräte wie Smartphones, Tablets oder persönliche digitale Assistenten – für 2017 eine Ersparnis von 99 Milliarden Euro bedeuten. Außerdem heißt es, Gesundheits-Apps nutzen Patienten und Ärzten. Patienten könnten ihre Gesundheit selbst überwachen, und damit sinke die verwaltungstechnische Last für die Ärzte. Nun sollen einige dieser Apps getestet werden.

Die amerikanische Kardiologen-Vereinigung (American Heart Association) veröffentlichte einen Bericht, in dem die wissenschaftliche Untermauerung digitaler Anwendungen bei akuten Herz-Kreislauf-Erkrankungen genau erklärt wird. Einige Befunde in dem Bericht werfen einen neuen Blick auf die Nachrichten, die sonst zu dem Thema veröffentlicht werden. Wissenschaftler fordern, dass Apps nach denselben Regeln wissenschaftlich getestet werden, die für Medikamente gelten. Es muss aufgezeigt werden, dass sie der Gesundheit nutzen. Es reicht nicht, wenn Patienten wissen, wie hoch zum Beispiel ihr Puls ist. Was zählt, ist, ob die Informationen dazu führen, dass es ihnen besser geht. Bei den meisten Gesundheits-Apps wurde das noch nicht nachgewiesen. Das kann unerwünschte Folgen haben: Apps können Patienten in einem falschen Gefühl der Sicherheit wiegen, Fehlalarm schlagen oder nutzlose, aber beängstigende Informationen übermitteln.

UM DIESE STUDIE GEHT'S
Rumsfeld u. a., Use of Mobile Devices, Social Media, and Crowdsourcing as Digital Strategies to Improve Emergency Cardiovascular Care: A Scientific Statement From the American Heart Association. Circulation. Veröffentlicht am 22. Juni 2016.

Die Verfasser des Berichts sagen, Apps könnten zu steigenden Kosten führen. Außerdem sei nicht sicher, ob sie Ärzten die administrative Last tatsächlich von den Schultern nehmen. Manchmal würden Apps eine so große Informationsmenge erzeugen, dass es schwierig sei, Wichtiges herauszufiltern.

DAS IST DIE EIGENTLICHE NACHRICHT:

+++ Sehr wahrscheinlich werden digitale Anwendungen und Eigenüberwachung im Gesundheitswesen in Zukunft eine Rolle spielen. Jede dieser Anwendungen sollte streng wissenschaftlich auf Zielführung, Sicherheit und Kosten überprüft werden. +++

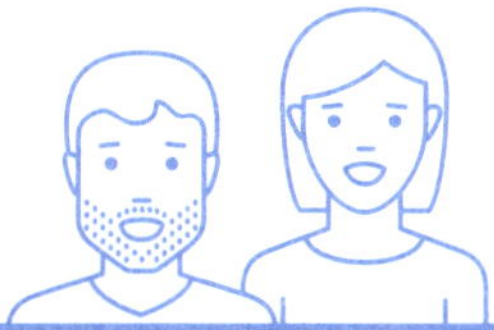

+++ Sich die Hände mit kaltem Wasser zu waschen ist ebenso effektiv, wie sie unter einen warmen Strahl zu halten. Teure antibakterielle Seife zu benutzen ist unnötig, wie eine Studie der Rutgers University in New Jersey zeigt. +++

IST HÄNDEWASCHEN MIT KALTEM WASSER EFFEKTIV?

Forscher der Rutgers University führten mit 20 Freiwilligen – 10 Männer und 10 Frauen, durchschnittlich 25 Jahre alt – ein Experiment zum Thema Händewaschen durch. Erforscht wurde die Wirkung von normaler und antibakterieller Seife sowie von kaltem und warmem Wasser auf Bakterien, die sich an den Händen befinden. Die Hände der Versuchspersonen wurden dazu mit 1 Milligramm Lösung, in der sich harmlose E-Coli-Bakterien befanden, beträufelt. Anschließend wurde den Testpersonen aufgetragen, ihre Hände auf unterschiedliche Arten zu waschen, ohne sie abzutrocknen. Von den gewaschenen Händen nahm man Proben, um die Menge der zurückgebliebenen E-Coli-Bakterien zu bestimmen. Jede Handwasch-Methode wurde 20-mal wiederholt. Variiert wurden dabei folgende →Parameter: die Dauer des Einseifens (5, 10, 20 oder 40 Sekunden), die Menge der Seife (0,5, 1 und 2 Milliliter), die Wassertemperatur (15, 26 und 38° C) und die Art der Seife (normal oder antibakteriell).

Die Messungen zeigten, dass die Art der Seife (normal oder antibakteriell) und die Temperatur des Wassers (kalt oder warm) keine Auswirkung auf die Menge der zurückgebliebenen Bakterien haben. Einen Unterschied macht die Dauer des Vorgangs: 30 Sekunden Händewaschen (20 Sekunden einseifen und 10 Sekunden abspülen) sorgen für eine stärkere Reduktion der Bakterien als 15 Sekunden waschen (10 Sekunden einseifen und 5 abspülen).

Die Forscher folgern daraus, dass es egal ist, ob kaltes oder warmes Wasser verwendet wird, und dass antibakterielle Seifen nicht mehr Wirkung als ein normales Stück Seife haben. Man muss vor allem lange genug waschen.

UM DIESE STUDIE GEHT'S
Jensen D.A., Macinga D.R., Shumaker D.J., u. a., Quantifying the Effects of Water Temperature, Soap Volume, Lather Time, and Antimicrobial Soap as Variables in the Removal of Escherichia coli atcc 11229 from Hands. Journal of Food Protection. Online veröffentlicht am 15. Mai 2017.

Die Studie basiert auf einem kleinen Experiment, bei dem nur normale Seife gegenüber antibakterieller Seife mit 1 Prozent Chloroxylenol getestet wurde. Aus diesem Experiment lassen sich keine Schlussfolgerungen für alle Seifen und antibakteriellen Emulsionen ziehen. Außerdem wurde nur ein einziges Bakterium evaluiert, obwohl sich auf Händen die unterschiedlichsten Bakterienarten tummeln. Bei der Temperatur hat die Studie gezeigt, dass kaltes Wasser genauso gut ist, während manche Hygiene-Richtlinien behaupten, es sei besser, warmes Wasser zu verwenden. Dieser Ratschlag wird mit der Studie erneut in Zweifel gezogen.

DAS IST DIE EIGENTLICHE NACHRICHT:

+++ Um die Hände von Bakterien zu säubern, muss man sie vor allem lange waschen. Ob man dabei kaltes oder warmes Wasser nimmt, ist egal. +++

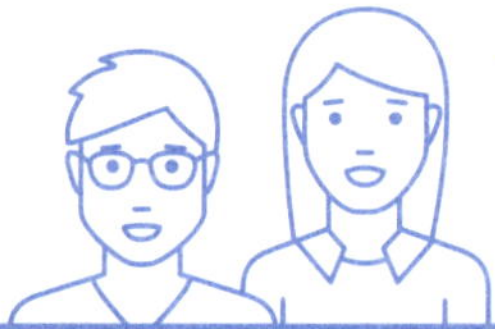

+++ Eine Studie sagt, dass Kinder doppelt so oft unter Schlafproblemen leiden, wenn sie vor dem Schlafengehen ihr Smartphone oder Tablet benutzen. Das gilt auch, wenn das Gerät in der Nähe liegt und sie es nicht nutzen. +++

STÖRT BILDSCHIRMAKTIVITÄT DEN SCHLAF VON KINDERN?

Forscher des King's College London sammelten alle zwischen 2011 und 2015 veröffentlichten Studien zum Einfluss von Bildschirmaktivitäten (Laptop, Smartphone, Tablet) auf die Nachtruhe von Kindern und Jugendlichen. Insgesamt ging es um 20 Studien mit 125 198 Kindern zwischen 6 und 19 Jahren.

Aus der Analyse der gesammelten Daten schlossen die Forscher, dass Kinder und Jugendliche, die in den anderthalb Stunden vor dem Einschlafen noch am Bildschirm aktiv sind, 2,17 Mal häufiger unter Schlafmangel leiden, 1,46 Mal häufiger eine schlechte Schlafqualität haben und 2,72 Mal häufiger tagsüber schläfrig sind im Vergleich zu denen, die nicht auf den Bildschirm schauen. Mit anderen Worten: Junge Bildschirmnutzer leiden doppelt so oft unter Schlafmangel und sind tagsüber dreimal schläfriger als Kinder und Jugendliche, die in den letzten anderthalb Stunden des Tages nicht am Bildschirm aktiv sind. Auffällig ist, dass diejenigen, die ihr Smartphone oder Tablet in der Nähe haben, es aber nicht nutzen, ebenfalls schlechter schlafen, insgesamt einen qualitativ schlechteren Schlaf haben und sich tagsüber schläfriger fühlen, wenn auch in geringerem Maße als die echten Nutzer.

Die Autoren der Studie schließen daraus, dass Bildschirmaktivitäten in den letzten 90 Minuten vor dem Einschlafen einen überzeugend negativen Einfluss auf den Schlaf haben.

Die Ergebnisse lassen sich nur mühsam interpretieren, weil diese Übersichtsstudie starke Schwachpunkte hat. So sind die 20 Studien sehr unterschiedlich aufgebaut, was einen direkten Vergleich erschwert. Außerdem stützen sich die gesammelten Daten vor allem auf das, was die Kinder oder ihre Eltern selbst in Interviews angeben. Genauso wenig wird deutlich beschrieben, was „Nähe eines Smartphones oder Tablets, ohne dieses zu benutzen", eigentlich bedeutet. Liegt es irgendwo im Schlafzimmer, auf dem Nachttisch oder neben dem Kopfkissen?

UM DIESE STUDIE GEHT'S
Carter B., Rees P., Hale L., Association Between Portable Screen-Based Media Device Access or Use and Sleep Outcomes – A Systematic Review and Meta-analysis. jama Pediatrics. Online veröffentlicht am 31. Oktober 2016.

Es wird schon seit Langem empfohlen, dass Kinder und Jugendliche in den letzten Stunden vor dem Zubettgehen nicht am Bildschirm zugange sein sollen. Späte Aktivitäten dieser Art halten länger wach – möglicherweise auch, weil man sich noch mit den Nachrichten beschäftigt, die man gerade gelesen hat, und vielleicht auch wegen des bläulichen Lichts.

DAS IST DIE EIGENTLICHE NACHRICHT:

+++ Die Empfehlung, dass Kinder und Jugendliche in den anderthalb Stunden vor dem Schlafengehen besser keine Smartphones, Laptops oder Tablets nutzen sollten, bleibt weiterhin bestehen. Es stört ihren Schlaf. Außerdem sollten sie diese Geräte nachts lieber nicht im Schlafzimmer aufbewahren. Die Übersichtsstudie bringt keine echten Neuigkeiten und hat eine Menge Schwachpunkte. +++

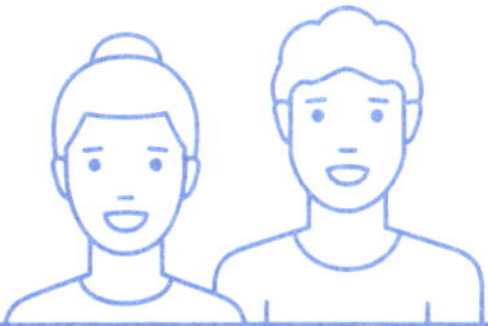

+++ Quecksilber in Thermometern ist längst verboten, doch in unseren Mund darf es noch immer. In Deutschland besteht noch fast jede zweite Füllung daraus, nicht zuletzt wegen ihrer langen Haltbarkeit. +++

SCHADEN AMALGAMFÜLLUNGEN DER GESUNDHEIT?

In der EU dürfen Zahnärzte seit Juli 2018 bei Kindern, Schwangeren und stillenden Müttern nur noch in Ausnahmefällen Amalgam verwenden. Im Jahr 2020 soll geprüft werden, ob ab 2030 ganz darauf verzichtet werden sollte. In Schweden, Frankreich und Deutschland ist die Verwendung amalgamhaltiger Zahnfüllungen – die rund 50 Prozent Quecksilber und andere Metalle enthalten – bereits stark eingeschränkt oder verboten.

Unbestritten ist die Tatsache, dass Quecksilber umweltschädlich ist. Quecksilber aus Zahnfüllungen soll für ein Drittel der Umweltverunreinigungen durch den Stoff verantwortlich sein. Ob Amalgamfüllungen auch eine gesundheitliche Gefahr bergen, ist weniger eindeutig. Wenn man nicht gerade überempfindlich auf

Amalgam reagiert, wurden bislang noch keine Auswirkungen auf die Gesundheit festgestellt. Wissenschaftliche Studien an Tausenden von Kindern und Erwachsenen haben keinerlei Effekt von Amalgam auf das Auftreten von Nierenleiden, Hirnschäden, Intelligenz, Autoimmunkrankheiten oder Alzheimer finden können.

Die silbergrauen Amalgamzahnfüllungen werden seit 160 Jahren verwendet. Dass sie mehr und mehr durch weiße Keramikfüllungen ersetzt werden, hat im Wesentlichen ästhetische Gründe und ist gut für die Umwelt. Quecksilber aus Amalgamfüllungen lässt sich im Blut, den Haaren und im Urin nachweisen. Diese Konzentrationen sind allerdings so niedrig, dass sie keine gesundheitlichen Probleme verursachen können. Die Quecksilberkonzentration im Körper steigt am stärksten an, wenn die Amalgamfüllungen entfernt werden – eine Maßnahme, auf die sich manche Menschen aus Angst vor dem Stoff einlassen. Trotzdem ist die Kontroverse über die Auswirkungen auf die Gesundheit noch nicht beendet. Wissenschaftler bestätigen, dass es zu wenig aussagekräftige Studien gibt, um in Sachen Amalgamfüllungen Entwarnung zu geben.

UM DIESE STUDIE GEHT'S
www.amalgaam.be.

DAS IST DIE EIGENTLICHE NACHRICHT:

+++ Quecksilberhaltige Zahnfüllungen (Amalgam) sind sehr umweltschädlich und werden deshalb in vielen Ländern aus dem Verkehr gezogen. Ob sie auch der Gesundheit schaden, wurde bislang noch nicht nachgewiesen. +++

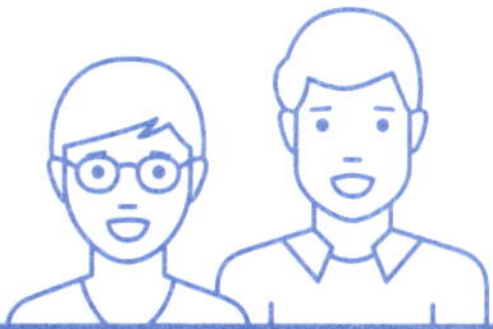

+++ Sehr fitte Frauen haben ein um 90 Prozent geringeres Demenzrisiko. Bekommen sie die Krankheit dennoch, so geschieht dies später als bei Frauen mit schlechter Kondition. Das besagt eine schwedische Studie. +++

HABEN FITTE FRAUEN EIN GERINGERES DEMENZRISIKO?

Bereits 1968 nahmen Forscher der Universität Göteborg 191 Frauen zwischen 38 und 60 Jahren in eine Studie auf und begleiteten sie bis ins Jahr 2012. Die Frauen machten zum Einstieg einen maximalen Belastungstest auf dem Fahrrad und wurden je nach Ergebnis in wenig fit, mittelmäßig fit und sehr fit eingeteilt. In den folgenden 44 Jahren wurden sie sechsmal auf Anzeichen einer Demenzerkrankung untersucht. Von den 191 Frauen hatten 44 am Ende der Studienlaufzeit eine Demenzerkrankung entwickelt.

Unter Berücksichtigung anderer Einflussfaktoren stellten die Forscher fest, dass 32 Prozent der wenig fitten Frauen, 25 Prozent der mittelmäßig fitten und nur 5 Prozent der sehr fitten Frauen eine Demenzerkrankung entwickelten. Daraus errechneten sie, dass sportliche Frauen mittleren Alters ein um 88 Prozent geringeres Demenzrisiko haben.

Erkranken die sportlichen Frauen dennoch an Demenz, dann sind sie in der Regel schon viel älter (im Durchschnitt 90 Jahre) als die wenig fitten Frauen. Die Wissenschaftler ziehen den Schluss, nicht beweisen zu können, dass physische Aktivität im mittleren Alter das Demenzrisiko mit Sicherheit verringert. Dennoch bestätigt ihre Studie andere Studien, die zu ähnlichen Ergebnissen gelangten.

Dies ist eine →Beobachtungsstudie, die keinen ursächlichen Zusammenhang aufzeigen kann. Dennoch bekräftigt sie die bestehende Annahme, dass eine gute Kondition das Demenzrisiko verringert. Bei fitten Frauen sind Herz und Blutgefäße im späteren Alter in besserem Zustand, was ohnehin das Demenzrisiko senkt. Bei der Entwicklung einer Demenzerkrankung spielen schließlich noch andere Faktoren eine Rolle, unter anderem zum Beispiel die genetische Veranlagung – und darauf hat auch ein gesunder Lebensstil keinen Einfluss.

UM DIESE STUDIE GEHT'S
Hörder H., Johansson L., Guo X., u. a., Midlife cardiovascular fitness and dementia – A 44-year longitudinal population study in women Neurology. Online veröffentlicht am 14. März 2018.

Die Studie selbst wurde verlässlich durchgeführt, denn die Fitness wurde auf der Grundlage eines Belastungstests ermittelt und nicht – wie in vielen anderen Studien – erfragt. Allerdings handelt es sich um eine relativ kleine Gruppe von Frauen, die ausschließlich aus Schweden stammen. Außerdem lief die Studie über einen sehr langen Zeitraum (44 Jahre), und ein Teil der Frauen stieg vorzeitig aus, während andere starben. Das hat die Zahlen wahrscheinlich verzerrt.

DAS IST DIE EIGENTLICHE NACHRICHT:

+++ Eine schwedische Forschergruppe findet einen Zusammenhang zwischen körperlicher Fitness bei Frauen über 50 und einem weitaus niedrigeren Demenzrisiko. Wahrscheinlich spielt hierbei auch der bessere Zustand von Herz und Blutgefäßen eine Rolle, doch wirklich bewiesen ist dies bislang noch nicht. Demenz hat auch mit genetischer Veranlagung zu tun, und daran kann leider auch ein gesunder Lebensstil nichts ändern. +++

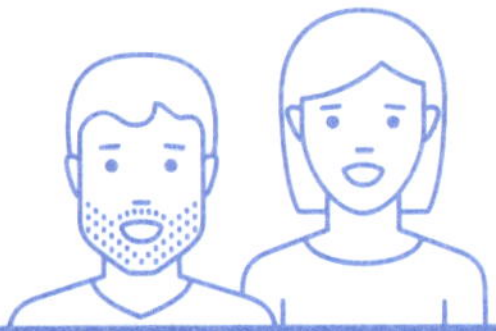

+++ Je länger das Studium dauert, desto höher wird die Wahrscheinlichkeit, kurzsichtig zu werden und eine Brille zu benötigen. Zu dieser Schlussfolgerung kommen britische Wissenschaftler. +++

MACHT EINE LANGE SCHUL- UND STUDIENZEIT KURZSICHTIG?

Forscher aus Bristol und Cardiff wollten wissen, ob es einen Zusammenhang zwischen der Dauer der Schul- und Studienzeiten und der Wahrscheinlichkeit gibt, kurzsichtig zu werden. Dazu analysierten sie Daten aus einer großen Datenbank, die genetische und andere Informationen Zehntausender Briten zusammenbringt. Sie stellten die Werte von 67798 Männern und Frauen zusammen, bei denen Informationen zu Augenabweichungen, Augentests, genetischen Daten und Ausbildungsniveau vorlagen. Früheren Studien zufolge wurden 44 Gene mit Kurzsichtigkeit in Verbindung gebracht und 74 Gene mit einer längeren Studienzeit.

Nach der Analyse kamen die Wissenschaftler zu folgender Erkenntnis: Jedes zusätzliche Schul- und Studienjahr schlägt mit einem Rückgang der Sehfähigkeit um 0,2 Dioptrien zu Buche. Umgekehrt hat die Sehfähigkeit wenig Einfluss auf die Dauer des Studiums.

Die Forscher zogen daraus den Schluss, dass lange Schul- und Studienzeiten eine mögliche Ursache für Kurzsichtigkeit sein können.

Dies ist nicht die erste Studie, die einen Zusammenhang findet zwischen dem zu häufigen Nase-in-die-Bücher-stecken und der Wahrscheinlichkeit, eine Brille tragen zu müssen. Der Grund sind zu viele Nahsicht-Aktivitäten – dazu gehört nicht nur das Lesen von Büchern, sondern auch das Starren auf Smartphone, Tablet oder Computer – in einem Alter von bis zu 25 Jahren, wenn die Augen sich noch in der Entwicklung befinden. Diese Aktivitäten sind Risikofaktoren für Kurzsichtigkeit, die Veranlagung zur Kurzsichtigkeit ist demnach nicht ausschließlich genetisch. Wer zu wenig ins Freie kommt und die Augen zu wenig in die Ferne schweifen lässt, wird mit höherer Wahrscheinlichkeit eine Brille benötigen. Dies kommt bei Studierenden häufiger vor. Deswegen riefen Augenärzte 2017 dazu auf, Kinder häufiger draußen spielen zu lassen, um das Risiko, später eine Brille tragen zu müssen, zu senken.

UM DIESE STUDIE GEHT'S
Mountjoy E., Davies N.M., Plotnikov D., u.a., Education and myopia: assessing the direction of causality by mendelian randomization. British Medical Journal. Online veröffentlicht am 6. Juni 2018.

DAS IST DIE EIGENTLICHE NACHRICHT:

+++ Wissenschaftler finden einen Zusammenhang zwischen einer langen Schul- und Studienzeit und der Entwicklung einer Kurzsichtigkeit.

Je länger die Studienzeiten dauern, desto höher ist die Wahrscheinlichkeit, eine Brille tragen zu müssen. Das hat nichts mit dem Studium zu tun, sondern mit einem Übermaß an Nahsicht-Aktivitäten, bei denen man die Augen lange Zeit fokussiert. Das kann auch beim Starren aufs Smartphone oder aufs Tablet geschehen. Unter 25-Jährige, deren Augen sich noch im Wachstum befinden, sollten regelmäßig in die Ferne schauen und sich oft dem Tageslicht aussetzen. +++

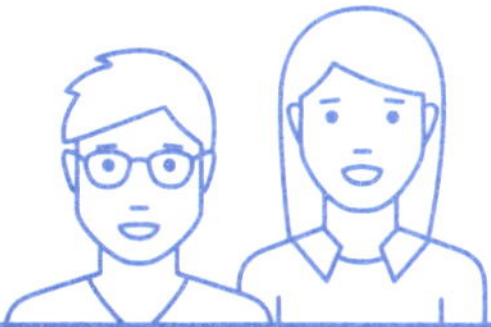

+++ Viele Menschen nehmen Antidepressiva, und sehr viele Menschen kämpfen gegen Übergewicht. Britischen Wissenschaftlern zufolge ist das kein Zufall: Wer Antidepressiva schluckt, hat ein um 21 Prozent höheres Risiko für Übergewicht. +++

MACHEN ANTIDEPRESSIVA DICK?

Forscher am King's College London nutzten für ihre Studie elektronische Krankenakten von Hausärzten, die in einer großen Datenbank gespeichert werden. Daraus stellten sie Akten von Patienten zusammen, die älter als 20 Jahre waren, und betrachteten deren Entwicklung von 2004 bis 2014.

Aus mehr als 2 Millionen Patientenakten sortierten sie diejenigen heraus, bei denen mindestens dreimal der →Body-Mass-Index (BMI) durch Wiegen und Messen berechnet wurde. Auf diese Weise kam eine Gruppe von 314449 Patienten zustande, die auf Grundlage ihres BMI in sechs Gewichtskategorien eingeteilt wurden: von Normalgewicht (BMI < 24) bis zu extrem übergewichtig (BMI > 45). Jede Untergruppe umfasste mindestens 30 000 Patienten. Bei den Gruppen überprüfte man die Einnahme von Antidepressiva.

2004 war das erste Jahr, auf das sich die Studie bezog. Zu diesem Zeitpunkt nahmen 17 803 Männer und 35 307 Frauen Antidepressiva ein. Dabei nahmen Menschen mit Normalgewicht sie am seltensten ein (13 Prozent).

Mit jeder Gewichtskategorie erhöhte sich auch die Zahl derer, die Antidepressiva nahmen – bei den schwer adipösen Patienten waren es mehr als ein Viertel (26,5 Prozent). In den Folgejahren stieg das Körpergewicht um mindestens 5 Prozent pro Jahr bei Personen, die Antidepressiva einnahmen. Die Wahrscheinlichkeit einer Gewichtszunahme lag bei ihnen im Durchschnitt um 21 Prozent höher – vor allem in den beiden ersten Behandlungsjahren.

UM DIESE STUDIE GEHT'S
Gafoor R., Booth H.P., Gulliford M.C., Antidepressant utilisation and incidence of weight gain during 10 years' follow-up: population based cohort study. bmj. Online veröffentlicht am 23. Mai 2018.

Die Wissenschaftler zogen daraus den Schluss, die weit verbreitete Einnahme von Antidepressiva könne durchaus zum Anstieg der Adipositaserkrankungen beitragen.

Die Studie kann nicht aufzeigen, dass Antidepressiva die Ursache für die Gewichtszunahme sind, auch wenn die Beipackzettel mancher Antidepressiva (vor allem der älteren Medikamentengeneration) dies angeben. Viele Patienten, die während des Studienzeitraums zunahmen, hatten schon zu Beginn der Studie Übergewicht. Das kann auch ein Hinweis auf ungesunde Ernährungsgewohnheiten sein.

Depressive Menschen verspüren normalerweise weniger Hunger – möglicherweise essen sie mit mehr Appetit, sobald sie in Behandlung sind.

Sehr viele Menschen schlucken Antidepressiva sogar dann, wenn sie an keiner echten Depression leiden. Antidepressiva helfen jedoch wenig bei leichten Depressionen. Wer damit anfängt, kann nicht einfach wieder damit aufhören, sondern sollte die Medikamenteneinnahme unter ärztlicher Aufsicht abbauen.

DAS IST DIE EIGENTLICHE NACHRICHT:

+++ Forscher finden einen Zusammenhang zwischen der Einnahme von Antidepressiva und der Entwicklung von Übergewicht. Damit ist noch nicht bewiesen, dass Antidepressiva dick machen, auch wenn manche Beipackzettel eine Gewichtszunahme als Nebenwirkung angeben. Obwohl möglicherweise zu viele Menschen Antidepressiva anwenden, darf die Einnahme wegen der Gefahr von Absetzerscheinungen nicht einfach gestoppt werden. +++

NACHWORT

ENTLARVEN SIE DIE MYTHEN IN DEN MEDIEN AB JETZT SELBST

Medien sind sämtliche Arten und Möglichkeiten der Informationsverbreitung, wie Zeitungen, Fernsehen, Radio, Internet, Zeitschriften, Soziale Medien oder Blogs. Sie stehen miteinander in Konkurrenz und wollen die Aufmerksamkeit des Lesers – oder Zuhörers, Zuschauers, Surfers – wecken. Alle Meldungen rund um das Thema Gesundheit punkten dabei sehr hoch, denn jeder ist an diesen Themen interessiert. Wir alle wollen schließlich länger leben und dabei glücklich, schlank, energiegeladen und gesund sein. Und so werden wir beinahe täglich von einer Fülle an Gesundheitsmeldungen überflutet.

Die größte Quelle all dieser Neuigkeiten und Mythen sind Tausende von wissenschaftlichen Fachzeitschriften, die allesamt gefüllt werden müssen. Sehr viele kleine Studien und auch solche mit wenig Aussagekraft werden irgendwo in einem Fachblatt veröffentlicht, denn für Wissenschaftler sind Veröffentlichungen wichtig. Noch besser ist es für sie, mit einer Studie in den Medien genannt zu werden. Medieninteresse erhöht die Chance auf Forschungsgelder für Wissenschaftler.

Die Medien sind eine starke Waffe. Also werden Public-Relations-Agenturen mit ins Boot geholt, die Studienergebnisse aufhübschen und umgestalten, damit sie von den Medien schneller aufgegriffen werden.

Kommunikationsprofis gelingt das oft mit Schwung und reißerischen und übertriebenen Schlagworten. Leider beschäftigen viele Medien keine oder zu wenige Wissenschaftsjournalisten, die Quellen kritisch überprüfen können, und nicht selten fehlt auch die Zeit dazu. Ohne einen medizinischen oder wissenschaftlichen Hintergrund und unter Zeitdruck ist es sehr schwierig für Journalisten, medizinische Neuigkeiten differenziert wiederzugeben. Darüber hinaus gibt es natürlich auch Journalisten, die Meldungen bewusst übertreiben, um Aufmerksamkeit auf ihren Beitrag zu lenken.

In diesem Buch haben wir etliche Gesundheitsinformationen aus den Medien als Mythen entlarvt und stellen sie differenziert dar.

Mit den folgenden konkreten Tipps entwickeln Sie selbst einen kritischen Blick:

1. VERTRAUEN SIE NIE ALLEIN AUF EINE SCHLAGZEILE ODER EINEN TITEL

Seien Sie wissbegierig, lesen Sie immer den vollständigen Artikel. Schlagzeilen werden übertrieben, um Aufmerksamkeit auf einen Text zu lenken.

2. FRAGEN SIE SICH, WORAUF DIE NACHRICHT BASIERT

Auf einer Studie? Auf einer Expertenmeinung? Auf einer kommerziellen Botschaft? Kommerzielle Nachrichten haben häufig nur ein Ziel: den Verkauf. Und zu jeder Meinung lässt sich eine Gegenmeinung finden.

3. SEIEN SIE KRITISCH IN BEZUG AUF DEN EXPERTEN

Stammt die Behauptung von einem Wissenschaftler, am besten von einer verlässlichen Institution, beispielsweise einer Universität? Vertritt er oder sie den aktuellen wissenschaftlichen Stand? Der Einfluss bekannter Persönlichkeiten, an denen sich die Leute gern orientieren, darf nicht unterschätzt werden. So hat etwa Gwyneth Paltrow, eine Befürworterin der glutenfreien Ernährung, sehr viele Anhänger.

4. SEIEN SIE KRITISCH GEGENÜBER DER ZITIERTEN STUDIE

Wurde die Behauptung an Menschen getestet? Mit Labor- und Tierexperimenten kann man keine Aussagen über Menschen machen.

Wurde die Studie gut durchgeführt? Wie groß ist die Teilnehmergruppe? Eine Umfrage bei einer Handvoll Personen gestattet keine verallgemeinernden Aussagen.

Gab es eine Kontrollgruppe? Wenn es irgendeinen Zusammenhang gibt, muss es noch kein ursächlicher Zusammenhang sein.

5. NUTZEN SIE IHREN GESUNDEN MENSCHENVERSTAND

Wenn etwas zu schön ist, um wahr zu sein, ist es meistens nicht wahr.

Fragen Sie sich selbst: Können Menschen wirklich schlauer werden, indem sie Schokolade essen?

GLOSSAR

Adipositas
Mit dem Fachausdruck „Adipositas" bezeichnet man starkes Übergewicht. Es beginnt definitionsgemäß ab einem →Body-Mass-Index (BMI) von 30.

Beobachtungsstudie
Bei einer Beobachtungsstudie wird das, was man untersuchen will, nicht bewusst gesteuert. Es erfolgen in der Regel keine speziellen Maßnahmen oder Untersuchungen, Störfaktoren werden nicht kontrolliert. Beobachtungsstudien haben meist eine geringe Aussagekraft, ursächliche Zusammenhänge lassen sich schwer ableiten.

Body-Mass-Index (BMI)
Der Body-Mass-Index (BMI) beschreibt das Verhältnis von Körpergewicht zu Körpergröße nach der Formel „Körpergewicht in Kilogramm dividiert durch das Quadrat der Körpergröße in Metern". Ein Wert ab 25 gilt als Übergewicht, ab 30 als starkes Übergewicht (→Adipositas).

Experimentelle Studie
Eine experimentelle Studie dient dazu, den Einfluss etwa einer medizinischen Behandlung oder einer besonderen Ernährung gezielt zu untersuchen. Andere Einflussfaktoren werden durch das Studiendesign so weit als möglich ausgeschaltet oder kontrolliert. Siehe auch →Interventionsstudie.

Insulinresistenz
Bei einer Insulinresistenz sprechen die Körperzellen schlechter auf das Hormon Insulin an. Eine Insulinresistenz kann durch Übergewicht verstärkt werden und Ausgangspunkt für einen Typ-2-Diabetes sein.

Interventionsstudie
Eine Interventionsstudie ist eine experimentelle kontrollierte Studie, die immer in die Zukunft gerichtet (→prospektiv) ist. Andere Einflussfaktoren als die untersuchte Behandlung werden durch die Studienbedingungen kontrolliert. Dies ermöglicht weitgehend unverzerrte Vergleiche. Siehe auch →Experimentelle Studie.

kognitiv
Der Begriff „kognitiv" bezieht sich auf unser Denken und unsere Informationsverarbeitung. Zu den kognitiven Fähigkeiten gehören beispielsweise die Lernfähigkeit, das Abstraktionsvermögen und die Fähigkeit zur Problemlösung.

kontrolliert
Als kontrolliert gelten Studien, in denen eine Teilnehmergruppe die zu prüfende Behandlung erhält und eine weitere

Patientengruppe – manchmal auch mehrere – eine Scheinbehandlung oder ein Scheinmedikament (→Placebo).

Metaanalyse
Bei einer Metaanalyse wird eine Reihe von bereits durchgeführten Studien, die eine vergleichbare Fragestellung untersuchen, mit statistischen Methoden zusammengeführt.

Parameter
Parameter sind veränderliche Größen oder Messwerte, mit denen unter anderem statistische Wahrscheinlichkeiten bestimmt werden.

Periduralanästhesie (PDA)
Bei einer Periduralanästhesie (PDA) wird ein örtliches Betäubungsmittel in den Rückenwirbelkanal injiziert. Die so erreichte regionale Betäubung dient der Linderung von Wehenschmerzen während der Entbindung.

Placebo
Mit dem Wort „Placebo" bezeichnet man meist ein Scheinmedikament. Es kann aber auch eine Scheinmaßnahme gemeint sein. Schon das Gefühl, behandelt zu werden, lindert oft die Beschwerden. Das Ausmaß des Placeboeffekts schwankt zwischen 20 und 70 Prozent. Eine Krankheit kann sich also durch Placebo bei 20 bis 70 von 100 Patienten bessern, ohne dass eine spezifische Maßnahme erfolgt.

prospektiv
Prospektiv bedeutet, dass eine Studie als Verlaufsstudie „in die Zukunft" ausgerichtet und geplant ist. In einer prospektiven Studie wird die Auswirkung einer Maßnahme, etwa einer Ernährungsumstellung oder eines Arzneimittels, direkt beobachtet und begleitend dokumentiert.

randomisiert
Randomisiert heißt, dass die Teilnehmer einer Studie nach dem Zufallsprinzip in Behandlungsgruppen aufgeteilt werden. Weder diejenigen, die die Studie durchführen, noch die Teilnehmer bestimmen, wer während der Studie welche Behandlung bekommt. Ziel ist es, dass sich die Vergleichsgruppen in ihren Merkmalen zu Beginn der Behandlung möglichst stark ähneln (etwa in Bezug auf Alter, Geschlecht, Rauchverhalten und Körpergewicht).

signifikant
Die statistische Signifikanz befasst sich damit, ob die Ergebnisse einer Studie durch Zufall bedingt sein können. Ein Signifi-

kanzniveau von 5 % (oft als p-Wert < 0,05 angegeben) bedeutet eine Wahrscheinlichkeit von weniger als 5 Prozent, dass die gefundenen Unterschiede zufällig sind.

Sozioökonomischer Status

Der sozioökonomische Status ist ein Begriff aus den Sozialwissenschaften. Er beschreibt die persönlichen Lebensumstände wie Schulabschluss und Berufsbildung, Einkommen und Besitz und damit die Stellung eines Menschen in der Gesellschaft.

Surrogatparameter

Ein Surrogatparameter ist ein Ersatzmesswert, der oft dann gebraucht wird, wenn der eigentliche Endpunkt schwer gemessen werden kann. So zielt die Einnahme von Blutdrucksenkern letztlich darauf ab, Herzinfarkte und Schlaganfälle zu vermeiden. Gebräuchlicher Ersatzmesswert ist die Höhe des Blutdrucks.

Verblindung

Eine Studie wird als „einfachblind" bezeichnet, wenn nur eine Partei (in der Regel die Teilnehmer) nicht darüber Bescheid weiß, wer eine wirkliche Behandlung und wer eine Scheinbehandlung erhält. Wenn sowohl die Teilnehmer als auch das Studienpersonal nicht Bescheid wissen, spricht man von einer Doppelblindstudie.

Die Stiftung Warentest wurde 1964 auf Beschluss des Deutschen Bundestages gegründet, um dem Verbraucher durch vergleichende Tests von Waren und Dienstleistungen eine unabhängige und objektive Unterstützung zu bieten.

Stiftung Warentest druckt ausschließlich in Deutschland, weil hier hohe Umweltstandards gelten und kurze Transportwege für geringe CO_2-Emissionen sorgen. Auch die Weiterverarbeitung erfolgt ausschließlich in Deutschland.

Dr. Marleen Finoulst begann ihre berufliche Laufbahn als praktische Ärztin. Heute ist sie Chefredakteurin des Gesundheitsmagazins „Bodytalk" des belgischen Nachrichtenmagazins „Knack" und koordiniert die vom Belgischen Zentrum für Evidenzbasierte Medizin initiierte Webseite „Gezondheid en Wetenschap" (Gesundheit und Wissenschaft).

Dr. Patrik Vankrunkelsven ist Hausarzt, Professor an der Katholischen Universität Leuven und Direktor des Belgischen Zentrums für Evidenzbasierte Medizin (CEBAM). Daneben ist er Gesundheitspolitiker und ehemaliges Mitglied des belgischen Parlaments.

Stiftung Warentest
Lützowplatz 11–13
10785 Berlin
Telefon 0 30/26 31-0
Fax 0 30/26 31-25 25
www.test.de
email@stiftung-warentest.de

USt-IdNr.: DE136725570

Vorstand: Hubertus Primus
Weitere Mitglieder der Geschäftsleitung: Dr. Holger Brackemann, Daniel Gläser

Programmleitung: Niclas Dewitz

Autoren: Marleen Finoulst, Patrik Vankrunkelsven

Der Dank der Autoren geht an Hans Van Brabandt, Nina Van Den Broecke und Trudy Bekkering für die Analyse und Bewertung der Studien und Mythen sowie an Martine Goossens und Elizabeth Bosselaers für die Arbeiten am Text und die Koordination.

Projektleitung: Johanna Lederer
Übersetzung: Verena Kiefer, Luckenbach
Lektorat: Kirsten Schiekiera
Mitarbeit: Merit Niemeitz
Korrektorat: Claudia Jürgens, Berlin
Titelentwurf: Axel Raidt, Berlin
Layout, Grafik, Satz: FÖRM – Büro für Gestaltung, Berlin
Illustrationen: FÖRM – Büro für Gestaltung, Berlin
Bildnachweis: fotolia (emuk)

Produktion: Vera Göring
Verlagsherstellung: Rita Brosius (Ltg.), Susanne Beeh, Romy Alig
Litho: tiff.any, Berlin
Druck: CPI books GmbH, 25917 Leck

ISBN: 978-3-86851-171-0